W0382010

Contrôle continu du DEAP

Modules 1 à 8

Auxiliaire de puériculture

Chez le même éditeur

Guide de la petite enfance, par J. Gassier, 2009, 416 pages.

Guide AP, Auxiliaire de puériculture, par J. Gassier, 2007, 592 pages.

Guide d'anatomie-physiologie Aides-soignants et Auxiliaires de puériculture, par le Géracfas et M.-T. Gourdon, B. Oller, M.-F. Bouilland, E. Sauvage, 2004, 144 pages.

Mémo-fiches AP, par J. Gassier, 2008, 320 pages.

Mise en situation professionnelle Auxiliaire de puériculture, par J. Gassier, M. Bénazet, 2009, 144 pages.

VAE Auxiliaire de puériculture, Module de formation obligatoire, par le ceepame, 2007, 128 pages.

Modules AP. Module 1, L'accompagnement d'un enfant dans les activités d'éveil et de la vie quotidienne, par le ceepame, É. Gravier, M. Guiot, M. Houelbecq, F. Jahier, S. Lefebvre, D. Prosper, F. Sanchez, 2007, 160 pages.

Modules AS/AP. Module 2, état clinique d'une personne, par le Géracfas, Ceepame, M.-O. Rioufol, C. Berte, C. Cordon, 2006, 128 pages.

Modules AP. Module 3, Les soins à l'enfant, par le Géracfas, P. Bisch, Y. Dusautier, M.-F. Gaurois, C. Harroue, P. Rerollo, 2007, 176 pages.

Modules AS/AP. Module 4, Ergonomie, par le Géracfas, M. Bary, J. Courteaux, 2006, 144 pages.

Modules AS/AP. Module 5, Relation-Communication, par le Géracfas, la directrice et les formateurs de Centre de formation des aides-soignants militaires, 2007, 128 pages.

Modules AS/AP. Module 6, Hygiène, par le Géracfas, F. Bordet, A. Joly, C. Larue, G. Loriette, 2006, 144 pages.

Modules AS/AP. Module 7/8, Transmission des informations et organisation du travail, par le Géracfas, F. De Ligondes, M. Dol, G. Loriette, M.-F. Néau-Cottin, C. Ponte, M.-O. Rioufol, 2006, 96 pages.

Contrôle continu du DEAP

Modules 1 à 8

Auxiliaire de puériculture

Jacqueline Gassier
Puéricultrice DE
Professeur de STMS

Muriel Benazet
Puéricultrice DE
Formatrice-coordinatrice,
section AP - IFSI de Béziers

ELSEVIER
MASSON

DANGER

LE PHOTOCOPILLAGE TUE LE LIVRE

Ce logo a pour objet d'alerter le lecteur sur la menace que représente pour l'avenir de l'écrit, tout particulièrement dans le domaine universitaire, le développement massif du « photocopillage ».
Cette pratique qui s'est généralisée, notamment dans les établissements d'enseignement, provoque une baisse brutale des achats de livres, au point que la possibilité même pour les auteurs de créer des œuvres nouvelles et de les faire éditer correctement est aujourd'hui menacée.
Nous rappelons donc que la reproduction et la vente sans autorisation, ainsi que le recel, sont passibles de poursuites.
Les demandes d'autorisation de photocopier doivent être adressées à l'éditeur ou au Centre français d'exploitation du droit de copie : 20, rue des Grands-Augustins, 75006 Paris. Tél. : 01 44 07 47 70.

Tous droits de traduction, d'adaptation et de reproduction par tous procédés réservés pour tous pays.

Toute reproduction ou représentation intégrale ou partielle par quelque procédé que ce soit des pages publiées dans le présent ouvrage, faite sans l'autorisation de l'éditeur est illicite et constitue une contrefaçon. Seules sont autorisées, d'une part, les reproductions strictement réservées à l'usage privé du copiste et non destinées à une utilisation collective, et d'autre part, les courtes citations justifiées par le caractère scientifique ou d'information de l'œuvre dans laquelle elles sont incorporées (art. L. 122-4, L. 122-5 et L. 335-2 du Code de la propriété intellectuelle).

© 2009 Elsevier Masson SAS Tous droits réservés
ISBN : 978-2-294-70770-4

ELSEVIER MASSON SAS – 62, rue Camille-Desmoulins – 92442 Issy-les-Moulineaux Cedex

Sommaire

Introduction

Le diplôme peut s'acquérir :

– soit par le suivi et la validation de l'intégralité de la formation, en continu ou en discontinu ;

– soit par le suivi et la validation d'une ou de plusieurs unités de formation (module et stage) correspondant à une dispense partielle en fonction des modes d'accès au diplôme.

1 Définition du métier

L'auxiliaire de puériculture exerce son activité sous la responsabilité de l'infirmier dans le cadre du rôle qui relève de l'initiative de celui-ci, défini par les articles R.4311-3 à 4311-5 du Code de la Santé publique relatifs aux actes professionnels et à l'exercice de la profession d'infirmier(e).

Dans les établissements et services d'accueil des enfants de moins de 6 ans, l'activité de l'AP est encadrée par les articles R.2324-16 à R.2324-47 du Code de la santé publique.

L'auxiliaire de puériculture dispense, dans le cadre du rôle propre de la puéricultrice ou de l'infirmier, en collaboration avec lui et sous sa responsabilité, des soins et réalise des activités d'éveil et d'éducation pour préserver et restaurer la continuité de la vie, le bien-être et l'autonomie de l'enfant.

Son rôle s'inscrit dans une approche globale de l'enfant et prend en compte la dimension relationnelle des soins ainsi que la communication avec la famille dans le cadre du soutien à la parentalité.

L'auxiliaire de puériculture participe à l'accueil et à l'intégration sociale d'enfants en situation de handicap, atteints de maladies chroniques, ou en situation de risque d'exclusion.

2 Finalités et utilisation du référentiel de formation

Le référentiel de formation à la profession d'auxiliaire de puériculture décrit les savoir-faire et les connaissances associées qui doivent être acquis au cours de la formation conduisant au diplôme.

Il comprend huit modules d'enseignement en institut de formation et des stages cliniques dont le contenu est défini à partir des huit unités de compétences du diplôme professionnel. Chaque compétence est constituée d'un ensemble de savoir-faire et de connaissances mobilisés pour réaliser des activités et comporte un niveau d'exigence identifié.

Le référentiel de formation précise pour chaque module : les objectifs de formation, les savoirs associés (théoriques, procéduraux et pratiques) et leurs modalités d'acquisition en institut de formation et en stage, les critères et les modalités d'évaluation et de validation.

Les critères d'évaluation de la compétence permettent d'en assurer la maîtrise. Ils sont établis en fonction des objectifs de formation. Les indicateurs, modalités et outils d'évaluation et de validation sont élaborés par les instituts de formation en fonction des objectifs pédagogiques fixés.

3 Modules de formation

Les modules de formation correspondent à l'acquisition des huit compétences du diplôme énoncées ci-après :

Module	Intitulé du module	Compétence du module
Module 1	L'accompagnement d'un enfant dans les activités de la vie quotidienne	Accompagner un enfant dans les activités d'éveil et de la vie quotidienne et les parents dans leur rôle éducatif
Module 2	L'état clinique d'une personne	Apprécier l'état clinique d'une personne à tout âge de la vie
Module 3	Les soins à l'enfant	Compétence : réaliser des soins adaptés à l'état clinique de l'enfant
Module 4	Ergonomie	Utiliser les techniques préventives de manutention et les règles de sécurité pour l'installation et la mobilisation des personnes
Module 5	Relation-Communication	Établir une communication adaptée à la personne et son entourage
Module 6	Hygiène des locaux hospitaliers	Utiliser les techniques d'entretien des locaux et du matériel spécifiques aux établissements sanitaires, sociaux et médico-sociaux
Module 7	Transmission des informations	Rechercher, traiter et transmettre les informations pour assurer la continuité des soins
Module 8	Organisation du travail	Organiser son travail dans une équipe pluriprofessionnelle

4 Stages

Dans le cursus complet de formation, les stages sont au nombre de 6, de 140 heures chacun, soit 4 semaines.

Ils sont réalisés dans des structures sanitaires, sociales ou médico-sociales :

- un stage en service de maternité ;
- un stage en établissement ou service accueillant des enfants malades ;
- deux stages en structure d'accueil d'enfants de moins de 6 ans ;
- un stage en structure accueillant des enfants en situation de handicap ou en service de pédopsychiatrie ou en structure d'Aide sociale à l'enfance ;
- un stage optionnel.

Lorsque le cursus est réalisé partiellement, la formation s'effectue par unités de formation qui correspondent à des modules d'enseignement théorique. Pour six modules sur huit, un stage clinique leur est rattaché.

Unités de formation	Modules de formation	Stages cliniques	Évaluation
Unité 1	Module 1 : 5 semaines	6 semaines	**MSP**
Unité 2	Module 2 : 2 semaines	4 semaines	
Unité 3	Module 3 : 4 semaines	6 semaines	**MSP**
Unité 4	Module 4 : 1 semaine	2 semaines	
Unité 5	Module 5 : 2 semaines	4 semaines	
Unité 6	Module 6 : 1 semaine	2 semaines	
Unité 7	Module 7 : 1 semaine	Pas de stage	
Unité 8	Module 8 : 1 semaine	Pas de stage	
TOTAL	17 semaines	24 semaines	

5 Modalités d'évaluation

Chaque module de compétence est évalué séparément par une ou plusieurs épreuves. Ces épreuves peuvent être écrites, orales, pratiques ou consister en une mise en situation professionnelle (MSP). L'obtention de la moyenne est nécessaire pour valider chaque module.

Les épreuves de mise en situation professionnelle concernent *uniquement les modules 1 et 3*. Les compétences validées étant spécifiques à chaque module, il existe donc des spécificités pour chacune de ces MSP (*cf.* chapitre 2).

Modules	Épreuves	Modalités complémentaires	Notation	Conditions de validation du module
1	Une épreuve écrite en deux parties : – une série de questions (QROC et/ou QCM) – un cas clinique	Durée : 2 heures. Épreuve anonyme	Sur 20 points : – questions sur 8 points – cas clinique sur 12 points	Obtenir une note égale ou supérieure à 20 sur 40 à l'ensemble des deux épreuves sans note inférieure à 8 sur 20 à l'une d'entre elles
	Et une épreuve de MSP auprès d'un enfant ou d'un groupe d'enfants et réalisation d'une ou deux activités d'éveil ou d'un ou deux soins	Organisée par l'institut	Sur 20 points : – participation DDS sur 8 points – réalisation du ou des soins sur 12 points	
2	Une épreuve écrite : une série de questions (QROC et/ou QCM)	Durée : 1 heure 30 Épreuve anonyme	Sur 20 points	Obtenir une note égale ou supérieure à 10 sur 20
3	Une épreuve de MSP auprès d'un enfant ou d'un groupe d'enfants et réalisation de deux soins	Organisée par la DDASS. Elle se déroule en fin de formation Le représentant de la formation relève d'un autre institut que celui de l'élève	Sur 30 points : – participation DDS sur 10 points – réalisation du ou des soins sur 20 points	Obtenir une note égale ou supérieure à 15 sur 30 sans note inférieure à 8 sur 20 à la réalisation des soins Disposer de l'attestation de formation aux gestes et soins d'urgence de niveau 2 ou d'un équivalent reconnu par le ministère chargé de la santé
4	Une épreuve pratique	Organisée à l'institut ou en structure de soins ou dans un établissement d'accueil de la petite enfance	Sur 20 points	Obtenir une note égale ou supérieure à 10 sur 20

Modules	Épreuves	Modalités complémentaires	Notation	Conditions de validation du module
5	Une épreuve écrite et orale : – formalisation sous forme d'un document écrit d'une situation relationnelle vécue en stage – argumentation orale du document	Travail personnel Durée de l'oral : 20 minutes maximum	Sur 20 points : – document écrit sur 12 points – argumentation orale sur 8 points	Obtenir une note égale ou supérieure à 10 sur 20
6	Une épreuve écrite : une série de questions (QROC et/ou QCM)	Durée : 1 heure	Sur 20 points	Obtenir une note égale ou supérieure à 10 sur 20
7	Une épreuve écrite ou orale : un cas concret de transmission d'informations à réaliser à partir de la présentation de cas cliniques	Durée : 1 heure	Sur 20 points	Obtenir une note égale ou supérieure à 10 sur 20
8	Une épreuve écrite : un cas concret présentant un contexte de travail	Durée : 1 heure Épreuve anonyme	Sur 20 points	Obtenir une note égale ou supérieure à 10 sur 20

Chacun des six stages obligatoires donne également lieu à l'évaluation du niveau d'acquisition des huit compétences.

Les candidats sont déclarés admis au diplôme d'État d'auxiliaire de puériculture lorsqu'ils ont validé l'ensemble des compétences liées à l'exercice du métier (épreuves de certification pour chaque module et compétences validées en stage clinique).

Lorsqu'un candidat ne remplit pas les conditions de validation à une épreuve d'évaluation des modules d'enseignement, il doit se présenter à une épreuve de rattrapage. La note prise en compte sera la plus élevée obtenue entre l'épreuve initiale et l'épreuve de rattrapage.

Si le candidat ne remplit toujours pas les conditions après l'épreuve de rattrapage, il dispose d'un délai de cinq ans après décision du jury, pour valider le (ou les) module(s) au(x)quel(s) il a échoué ; il doit alors suivre à nouveau l'enseignement du (ou des) module(s) non validé(s).

Remarque :

Le diplôme peut s'obtenir par le suivi du cursus complet de formation (en continu ou en discontinu) soit au total 1 435 heures de formation.

Il est également possible, dans certains cas, de suivre une formation partielle (dispense de certains modules de compétence). Cette disposition concerne :

- les candidats ayant suivi une procédure de validation des acquis de l'expérience (VAE) et ayant obtenu une validation partielle du diplôme ;
- les candidats titulaires de certains diplômes du domaine sanitaire et social donnant lieu à une dispense de modules (« passerelle » entre les diplômes) ;
- les personnes titulaires du diplôme d'État *d'aide-soignant* doivent suivre l'enseignement des modules de *formation 1 et 3*.
- les personnes titulaires du diplôme d'État *d'auxiliaire de vie sociale* ou de la mention complémentaire aide à domicile doivent suivre les modules de *formation 1, 2, 3, 6 et 8* ;
- les personnes titulaires du diplôme d'État d'aide médico-psychologique doivent suivre les modules de formation 1, 2, 3 et 6.

MODULE 1

Accompagnement d'un enfant dans les activités de la vie quotidienne

MODULE 1

Conseils méthodologiques

Présentation de l'épreuve du module 1 : accompagnement d'un enfant dans les activités de la vie quotidienne

Compétences

Accompagner un enfant dans les activités d'éveil et de la vie quotidienne et les parents dans leur rôle éducatif.

Objectifs de formation

L'élève auxiliaire de puériculture doit être capable de :

- identifier les manifestations liées aux besoins essentiels de l'enfant en fonction de son âge et prendre en compte sa culture, ses habitudes de vie, ses choix et ceux de ses parents ou de sa famille ;
- repérer les capacités psychomotrices et psychoaffectives de l'enfant ainsi que son degré d'autonomie en lien avec son niveau de développement et ses potentialités ;
- apporter son aide pour la toilette, l'habillage, la prise de repas, l'élimination et la mobilité en l'adaptant aux besoins et aux capacités de l'enfant et en respectant les règles d'hygiène, de pudeur et de sécurité ;
- proposer, initier, animer et adapter des activités d'éveil et des jeux pour favoriser le développement et l'autonomie de l'enfant et faciliter sa sociabilisation ;
- aménager des espaces de jeux, d'activités, de sommeil, de temps libre en favorisant l'autonomie de l'enfant ;
- repérer les réactions de l'enfant avec sa famille et les réponses apportées par les parents ;
- aider, accompagner et conforter les parents dans leur rôle éducatif, les associer aux soins en développant leur autonomie.

Savoirs associés

Les savoirs associés se différencient en deux catégories, les savoirs théoriques et les savoirs pratiques.

SAVOIRS THÉORIQUES

L'enseignement théorique dispensé dans les écoles d'auxiliaires de puériculture doit porter sur :

– *le développement de l'enfant :* développement somatique, développement psychomoteur de l'enfant et développement psychologique de l'enfance jusqu'à l'adolescence ;
– *les grandes étapes du développement de l'enfant :* de la vie intra-utérine à l'adolescence ;
– *la politique de santé :* définition de la santé, santé publique, prévention, risques sanitaires, système de santé en France ;
– *la politique sociale, familiale et d'accueil de jeunes enfants :* protection maternelle et infantile ; aide sociale à l'enfance ; statut juridique de l'enfant et de sa famille ; prestations familiales ; action sociale en faveur des familles ; différents modes d'accueil des jeunes enfants ; politique du handicap ;
– *le soin :* conceptions du soin, accompagnement ; pratiques professionnelles de l'auxiliaire de puériculture ;
– *les principes éducatifs :* indépendance et autonomie ; socialisation...
– *la psychopédagogie :* principaux courants pédagogiques ; place du jeu dans le développement de l'enfant de la naissance à l'adolescence... ;
– *l'environnement de l'enfant :* histoire de l'enfance ; groupe familial, groupes sociaux ; place de l'enfant dans les différentes cultures ; évolution des différents types de familles... ;
– *la parentalité :* attachement, séparation, individuation ; droits et devoirs des parents ; filiation, nom, autorité parentale ; droits des enfants ; rôle du père et de la mère dans le développement de l'enfant ; coopération de l'auxiliaire de puériculture avec les parents... ;
– *la maltraitance :* définition et signes de maltraitance et de négligence ; les facteurs de risque ; prévention de la maltraitance ; la réglementation en vigueur... ;
– *le handicap :* définition des principaux types de handicap chez l'enfant ; dépistage des handicaps ; approche psychologique du handicap ; répercussions du handicap (aspects physiques, psychologiques et sociaux ; l'intégration de l'enfant en situation de handicap en milieu ordinaire).

SAVOIRS PRATIQUES

Les savoirs pratiques peuvent être enseignés à l'école sous forme de travaux dirigés, de travaux pratiques, et/ou sur les différents lieux de stage (maternité, pédiatrie, crèche, structure accueillant des enfants en situations de handicap ou service de pédopsychiatrie ou structure d'aide sociale à l'enfance).

Les savoirs pratiques s'organisent autour de différents thèmes.

• *Le suivi du développement de l'enfant de la naissance à l'adolescence :* observation du développement psychomoteur et affectif ; observation du développement somatique ; observation des habitudes de l'enfant.

• *Le lavage simple des mains.*

• *Les soins d'hygiène corporelle :* le bain ; la toilette ; les soins spécifiques du nouveau-né ; l'hygiène bucco-dentaire.

• *L'installation de l'enfant :* l'habillage pour garantir le confort de l'enfant ; l'organisation de l'espace et de l'environnement pour faciliter l'autonomie et garantir la sécurité.

• *L'équilibre et l'hygiène alimentaire :* préparation et conservation des biberons et des repas ; nettoyage et stérilisation du matériel ; accompagnement de l'allaitement ; diététique infantile...

• *Le sommeil :* installation de l'enfant pour le repos et le sommeil en assurant sa sécurité et son confort ; mise en place des conditions favorables à l'endormissement.

• *L'élimination :* changes adaptés au développement de l'enfant ; mise en place des conditions favorables à la maîtrise des sphincters...

• *L'activités d'éveil :* choix du jeu ou de l'activité en lien avec le potentiel de l'enfant ; valorisation du potentiel de l'enfant sain, handicapé ou malade, pour développer son autonomie et sa socialisation ; organisation de jeux, d'activités, d'ateliers psychopédagogiques, de spectacles en soutenant le plaisir, la détente, la créativité...

• *Le soutien à la parentalité :* recherche de l'adhésion des parents ; encouragement des initiatives d'activités et de soins des parents ; organisation des temps d'accueil, d'échange d'informations ; valorisation de l'enfant.

Niveau d'acquisition et limites d'exigence

Les connaissances acquises et évaluées sont reliées aux activités de la vie quotidienne de l'enfant.

L'apprentissage de la démarche d'analyse de situation permet d'identifier et de hiérarchiser les besoins, les ressources et les potentialités de l'enfant et de proposer des activités adaptées.

Les pratiques professionnelles de l'auxiliaire de puériculture dans l'accompagnement de l'enfant et de sa famille sont abordées en lien avec son champ de compétences.

Évaluation

L'évaluation de ce module se compose de deux épreuves :

- une épreuve écrite ;
- une épreuve de mise en situation professionnelle.

L'ÉPREUVE ÉCRITE

Cette épreuve est composée de deux parties :

- une série de questions (QROC et/ou QCM) notée sur 8 points ;
- et un cas clinique noté sur 12 points.

Les critères d'évaluation sont définis au regard des objectifs du module et font appel à l'ensemble des connaissances théoriques et pratiques mobilisées dans ce module.

La correction de cette épreuve est assurée par les puéricultrices, enseignants permanents de l'institut de formation dont relève l'élève, ou les enseignants extérieurs à l'institut et participant à la formation.

Chaque institut d'auxiliaire de puériculture élabore son sujet en respectant les modalités ci-dessus.

Nous vous proposons 3 sujets de différents instituts suivis de la correction, avec les commentaires du formateur afin de parfaire vos connaissances.

LA MISE EN SITUATION PROFESSIONNELLE

La mise en situation professionnelle se déroule dans une structure où l'élève est en stage depuis au moins 5 jours.

La durée de cette épreuve est de 1 h 30 au maximum.

• La première mise en situation professionnelle de l'élève se déroule avec deux examinateurs :

- une puéricultrice, enseignante permanente dans un institut de formation d'auxiliaires de puériculture ou institut de formation de puéricultrices ou d'infirmiers ;
- et en priorité, une auxiliaire de puériculture ou une puéricultrice ou une infirmière ou une sage-femme ou un éducateur de jeunes enfants ou un cadre de santé.

• La seconde mise en situation professionnelle se déroule avec trois examinateurs :

- une puéricultrice, enseignante permanente dans un institut de formation d'auxiliaires de puériculture ou dans un institut de formation de puéricultrices ou dans un institut de formation en soins infirmiers ;
- et une auxiliaire de puériculture ;
- et une puéricultrice, ou une infirmière ou une sage-femme ou un éducateur de jeunes enfants ou un cadre de santé.

Les deux derniers membres doivent justifier d'une expérience professionnelle d'au moins trois ans et exercer au sein de la structure dans laquelle se déroule la mise en situation professionnelle.

Chaque mise en situation professionnelle se décompose en deux parties :

- **analyse de la situation d'un enfant ou d'un groupe d'enfants** dans le cadre de la participation à la démarche de soins (DDS) ; présentation du ou des enfants ;

- **réalisation d'une ou plusieurs activités d'éveil**, ou d'un ou plusieurs soins.

Cette épreuve est notée sur 20 :

- 8 points sont attribués à la démarche de soins ;
- 12 points sont attribués à la réalisation du ou des soins.

Validation

Pour obtenir la validation du module 1, il faut obtenir une note égale ou supérieure à 20 sur 40 à l'ensemble des deux épreuves (épreuve écrite et MSP), sans note inférieure à 8 sur 20 à l'une d'entre elles.

MODULE 1

Sujets d'entraînement

SUJET 1 Institut d'auxiliaires de puériculture de Marseille

1 Questions à choix multiples

1. Les premiers aliments introduits dans l'alimentation diversifiée sont :

A. Le poisson (blanc) ❑

B. Les légumes (carottes, courgettes) ❑

C. Les fruits rouges (framboise, fraises...) ❑

2. Pour réaliser un biberon avec du lait infantile, il faut en général une mesure de lait en poudre pour :

A. 40 mL d'eau pure ❑

B. 20 mL d'eau pure ❑

C. 30 mL d'eau pure ❑

D. 60 mL d'eau pure ❑

3. Le début de l'alimentation diversifiée chez un enfant peut commencer en général dans la période :

A. Entre 2 et 3 mois ❑

B. Entre 6 et 7 mois ❑

C. Entre 8 et 12 mois ❑

4. En fin de tétée, le lait maternel est chargé de :

A. Glucides ❑

B. Sels minéraux ❑

C. Lipides ❑

5. Le colostrum :

A. Est riche en protéines, sels minéraux et anticorps ❑

B. Ne favorise pas l'élimination du méconium ❑

C. Est fluide et bleuté ❑

6. Le développement de la motricité chez l'enfant se fait :

A. De la tête au pied ❑

B. Du centre du corps à la périphérie ❑

C. De la périphérie au centre du corps ❑

7. À l'âge de 8 mois un enfant :

A. Tient sa tête ❑

B. Tient assis seul ❑

C. A peur d'une personne étrangère ❑

8. Le plan blanc est déclenché par :

A. Le directeur de l'hôpital ❑

B. La DDASS ❑

C. Le SAMU ❑

9. La protection maternelle et infantile a un rôle :

A. D'éducation à la santé des parents ❑

B. De prévention et de protection des enfants de la naissance à l'adolescence ❑

C. De surveillance des établissements d'accueil de l'enfant ❑

10. Lors de l'acquisition de la propreté chez l'enfant, l'auxiliaire de puériculture doit veiller à :

A. Dédramatiser les petits accidents d'élimination ❑

B. Organiser des séances collectives de mise au pot ❑

C. Collaborer avec les parents ❑

→ Corrigés

1. B

La diversification commence par l'introduction de légumes sous forme de soupe ou en utilisant le bouillon de cuisson à la place de l'eau minérale afin de sensibiliser l'enfant à un autre goût que celui du lait.

2. C

La plus courante des erreurs en diététique infantile concerne la reconstitution des biberons ; il est important de le préciser aux parents autant de fois que nécessaire.

3. B

Il est préférable de ne pas commencer trop tôt la diversification en raison des risques d'allergie, il faut respecter le rythme de chaque enfant et être attentif à ses goûts et à son ressenti, ne jamais forcer un enfant, il est préférable de recommencer l'expérience plus tard.

4. C

Le lait maternel varie dans sa composition selon l'âge de l'enfant, au cours de la tétée, au cours de la journée ; il contient tous les éléments nutritifs nécessaires à l'enfant, sans carence ni surcharge.

Au début, le lait maternel est riche surtout en eau, en sels minéraux, en sucres ; il désaltère l'enfant et le met en appétit. Ensuite, il s'enrichit en protéines, puis en lipides en fin de tétée.

La valeur énergétique est multipliée par 5 entre le début et la fin de la tétée, c'est ce qui donne la sensation de satiété et permet la croissance de l'enfant.

5. A

Le colostrum est le premier lait sécrété par la femme, il est de couleur jaune orangé, épais, il est sécrété dès 15 à 20 semaines d'aménorrhée, jusqu'à 2 à 6 jours après la naissance.

Il est riche en protéines, en sels minéraux permettant de retenir l'eau dans l'organisme du bébé ; il permet au nouveau-né de s'adapter à son nouveau milieu grâce à sa teneur en immunoglobuline A et en globules blancs (meilleure défense de l'organisme), il facilite l'élimination du méconium.

6. A et B

On parle de lois d'installation des acquisitions psychomotrices de l'enfant, communes à tous, qui sont :

- la loi céphalocaudale : acquisition allant de la tête vers les pieds ;
- la loi proximodistale : allant du centre vers les extrémités.

7. A, B et C

Tous les critères sont retenus car :

- à 1 mois, l'enfant tient sa tête ;
- vers 8 mois, il tient assis seul sans appui et à cet âge on parle également de la crise d'angoisse, où l'enfant manifeste une peur vis-à-vis des visages qui lui sont étrangers.

8. A

Chaque membre du personnel de l'hôpital est inscrit au plan blanc selon sa catégorie professionnelle, c'est une organisation permettant de faire face à une catastrophe impliquant un bon nombre de personnes.

9. A et C

La PMI a pour mission :

– d'assurer la protection médico-sociale des femmes enceintes et des enfants de 0 à 6 ans ;

– de réduire la mortalité et la morbidité périnatale ;

– de promouvoir une naissance heureuse ;

– de promouvoir un développement harmonieux de l'enfant.

10. A et C

Pour l'acquisition de la propreté chez l'enfant, il est important de collaborer avec les parents et d'attendre que l'enfant soit prêt aussi bien sur le plan physique que psychologique. Pour cela, nous disposons de repères lorsque l'enfant acquiert une certaine maturité sur le plan psychomoteur, par exemple faire du tricycle, monter et descendre seul les escaliers.

Il est important d'accepter les accidents et de dédramatiser afin de ne pas bloquer l'enfant dans cette acquisition ; il est conseillé de lui proposer le pot à chaque change et d'effectuer les changes en position debout.

2 Questions à réponses ouvertes et courtes

➤ Question 1

Citez et définissez les deux types de signalement en cas de maltraitance.

➤ Question 2

Définissez les termes « culture » et « adolescence ».

➤ Question 3

Citez et définissez les trois échelons de la prévention en matière de santé.

➤ Question 4

Donnez la définition des prestations familiales et citez-en 3.

➤ Question 5

Donnez la signification du jeu symbolique chez l'enfant ; citez au moins un exemple.

➤ Question 6

Citez les 3 fonctions essentielles du père.

➜ Corrigés

➤ Question 1

• *Signalement administratif* : le juge n'est pas saisi, il s'agit d'un ensemble de mesures prises avec l'accord de la famille pour protéger l'enfant (aides financières, assistante sociale, éducateur, aide ménagère...).

• *Signalement judiciaire* : dans le cas de maltraitance grave ou quand la famille refuse toute intervention, le procureur de la République apprécie la situation et une enquête de police ou de gendarmerie est engagée. Le juge des enfants est saisi dans le cadre de l'assistance éducative.

➤ Question 2

• *Culture* : ensemble de phénomènes matériels et idéologiques propres à un groupe social donné (mais aussi : action de cultiver le sol ; ensemble de connaissances acquises).

• *Adolescence* : période de développement qu'on appelle aussi passage du monde de l'enfance à celui de l'adulte.

➤ Question 3

• *La prévention primaire* s'exerce avant l'apparition de la maladie, elle fait appel :

  • à la prévention individuelle : hygiène corporelle, activités physiques... ;
  • à la prévention collective : eau potable, élimination des déchets, hygiène de l'habitat, vaccinations.

• *La prévention secondaire* s'exerce dès le diagnostic de la maladie, elle tente de limiter son développement grâce au dépistage précoce et au traitement adapté.

• *La prévention tertiaire* s'exerce après la maladie, elle vise à diminuer les incapacités et à éviter les récidives ; certaines mesures visent à favoriser la rééducation et la réinsertion professionnelle.

➤ Question 4

Il s'agit de versements d'allocations, ce sont des sommes attribuées aux familles pour contribuer à l'entretien des enfants dont elle a la charge, il en existe plusieurs :

– allocations familiales ;
– prestation accueil du jeune enfant (prime de naissance, allocation de base, complément libre choix d'activité) ;
– allocation parent isolé ;
– complément familial ;
– allocation de soutien familial...

➤ Question 5

L'enfant de *12 à 18 mois* imite et fait semblant.

De *18 mois à 36 mois,* le jeu symbolique devient de plus en plus complexe, il permet à l'enfant de se mettre dans la peau d'une autre personne existant dans la réalité familiale, père, mère ou dans la réalité sociale : boulangère, médecin… L'enfant joue un personnage, il aime se déguiser, mettre en scène ce qu'il n'est pas dans la réalité.
C'est une activité de substitution qui le sécurise, lui donne des repères.

➤ Question 6

Le père apparaît (selon les psychologues) :
- comme tiers séparateur dans la relation mère-enfant ;
- comme détenteur de l'autorité et porteur de l'interdit ;
- comme un modèle identificatoire.

3 Cas concret

Vous êtes auxiliaire de puériculture en crèche collective, dans la section des grands. Vos horaires sont ce jour : 8 h-16 h 30.

Carla, 30 mois est amenée à 8 h 30 par son papa.

À 9 h 30, vous installez 5 enfants pour une activité « lecture ».

Vous êtes chargée d'organiser pour cet après-midi une séance de marionnettes pour la section des grands.

➤ Question 1

Citez différents modes d'accueil du tout jeune enfant (4 éléments sont attendus).

➤ Question 2

Énumérez les compétences psychomotrices que Carla peut avoir développées.

➤ Question 3

Énoncez 5 intérêts de l'activité « lecture », chez un enfant de l'âge de Carla.

➤ Question 4

Présentez et argumentez l'organisation de la séance de marionnettes.

➜ Corrigés

➤ Question 1

- Halte-garderie ;
- crèche familiale ;
- crèche parentale ;

– jardin d'enfants ;
– assistante maternelle agréée.

➤ Question 2

À 30 mois, Carla :
– peut marcher, courir, monter et descendre un escalier ; elle a un bon équilibre ;
– a une motricité fine, peut tout manipuler avec précision, tient bien sa cuillère, sait se laver le visage seule Elle commence à utiliser un crayon ;
– explosion du langage, utilise le verbe, fait des phrases explicites ;
– capacité d'attention plus longue.

Carla est maintenant très autonome dans ses déplacements, elle est capable de se déshabiller seule et commence à pouvoir enfiler certains vêtements. Elle est en cours d'acquisition de la propreté de jour (22-30 mois), la propreté la nuit viendra un peu plus tard (vers 3 ans en moyenne).

➤ Question 3

Intérêts de l'activité lecture :
– développer et aider l'acquisition du langage ;
– proposer des mots qui ne font pas partie du quotidien ;
– permettre des moments d'échanges et de plaisir ;
– permettre de structurer le temps ;
– permettre de se structurer dans le temps, permet une identification, met des mots sur des émotions ;
– favoriser l'ouverture sur le monde ;
– permettre de rêver, de développer l'imaginaire.

➤ Question 4

- Proposer l'activité au groupe.
- Inviter les tout-petits à venir dans un endroit chaleureux.
- Les préparer verbalement en leur disant ce qui va se passer.
- Demander à des collègues d'être présentes pour rassurer les enfants.
- Avoir un joli tapis ou castelet, un panier pour créer un moment un peu magique.
- Prendre du plaisir.
- Prendre son temps.
- Bien choisir les marionnettes, veiller à ce qu'elles soient le plus solide possible pour que le tout-petit puisse les manipuler à sa guise.
- Choisir des histoires simples et répétitives, un seul lieu de narration suffit.
- Ne pas hésiter à introduire un personnage qui fait peur mais de manière la plus rassurante possible.
- Écrire (si on invente une histoire) pour la raconter à nouveau toujours de la même façon.

SUJET 2 Institut d'auxiliaires de puériculture de Béziers

1 Questions à réponses ouvertes et courtes

➤ Question 1

Énoncez les missions du CAMSP (Centre d'action médico-sociale précoce).

➤ Question 2

Des examens de santé sont obligatoires chez l'enfant.

a. *Indiquez les âges auxquels ils sont effectués.*

b. *Pourquoi ont-ils un caractère obligatoire ?*

➤ Question 3

Citez les facteurs externes qui peuvent avoir une répercussion sur la croissance de l'enfant.

➤ Question 4

Citez les farines contenant du gluten. À quel âge peut-on les proposer à l'enfant ?

➤ Question 5

Énoncez l'ensemble des troubles causés par l'alcoolisation fœto-maternelle.

➤ Question 6

Citez les objectifs généraux de la Santé publique.

➤ Question 7

Définissez le lavage simple des mains et le but recherché pour tout soignant.

➤ Question 8

Citez 2 méthodes de stérilisation et de désinfection des biberons à domicile. Précisez jusqu'à quel âge doit se poursuivre la stérilisation des biberons à domicile.

→ Corrigés

➤ Question 1

Les missions du CAMSP sont :

– le dépistage d'un handicap ou retard ;

- le diagnostic d'une pathologie ou d'un handicap ;
- la rééducation des enfants de moins de 6 ans (équipe pluriprofessionnelle) ;
- l'adaptation sociale (en crèche, halte-garderie) ;
- l'action préventive spécialisée ;
- l'accompagnement des familles.

➤ Question 2

Les examens de santé obligatoires sont au nombre de 3, ils s'effectuent aux alentours du 8e jour, au cours du 9e mois et du 24e mois.
Ils permettent de dépister des handicaps et des troubles sensoriels à des âges-clés du développement psychomoteur de l'enfant, et donnent droit aux prestations familiales.

- L'examen de la première semaine de vie permet de contrôler l'adaptation à la vie extra-utérine, de vérifier l'audition et l'interaction du bébé avec le monde extérieur.
- À 9 mois, le nourrisson doit :
  - se tenir assis sans appui ;
  - réagir à son prénom ;
  - répéter une syllabe ;
  - saisir un objet avec participation du pouce ;
  - pointer du doigt ;
  - jouer à « coucou, le voilà » ;
  - mobiliser symétriquement ses 4 membres.
- À 24 mois, l'enfant :
  - comprend une consigne simple ;
  - nomme au moins une image ;
  - superpose des objets ;
  - associe deux mots ;
  - la marche est acquise.

➤ Question 3

Facteurs externes ayant une répercussion sur la croissance :
- la **nutrition** : l'alimentation doit être équilibrée, en quantité et en qualité ; elle doit répondre aux besoins spécifiques de l'enfant ;
- les **conditions de vie** : les facteurs climatiques, les conditions de logement, l'environnement (bruit, pollution...), le rythme de vie de l'enfant (sommeil, ambiance familiale, activité...) ;
- la **surveillance médicale** : le suivi de l'enfant, les vaccinations...

➤ Question 4

Les farines contenant du gluten sont :
- le seigle ;

- l'avoine ;
- le blé ;
- et l'orge.

Elles ne sont pas introduites dans l'alimentation de l'enfant avant 6 mois.

Afin de retenir ces farines contenant du gluten il existe un terme mnémotechnique : SABO :

- **S** : seigle ;
- **A** : avoine ;
- **B** : blé ;
- **O** : orge.

Avant 6 mois, on utilise des farines sans gluten par rapport à l'immaturité du système digestif de l'enfant et de façon à éviter une sensibilisation de la muqueuse intestinale. Ce sont des farines « diastasées », *sans gluten, à base de riz ou de maïs, sans sucre ajouté*.

Intérêts de l'utilisation des farines dans l'alimentation du jeune enfant :

- permettent une meilleure satiété ;
- améliorent la digestibilité du lait ;
- augmentent légèrement le nombre de calories dans le biberon sans trop en augmenter le volume ;
- permettent la découverte d'une nouvelle texture, plus consistante, dans l'alimentation de l'enfant.

Mais, les farines ou céréales infantiles ne sont pas indispensables dans le biberon d'où l'importance de les proposer en petite quantité pour prévenir d'un risque d'*obésité précoce*, de trouble de la digestion et d'*allergie alimentaire*.

➤ Question 5

Troubles liés à l'alcoolisation materno-fœtale :

- anomalie faciale ;
- retard de croissance ;
- dysfonctionnement du système nerveux central.

Le volume d'alcool recommandé chez la femme enceinte afin d'éviter les troubles liés à une alcoolisation materno-fœtale est la tolérance zéro (aucun verre d'alcool n'est autorisé pendant la grossesse).

➤ Question 6

Les objectifs généraux de la Santé publique sont la prévention :

- de l'obésité des enfants ;
- des suicides chez les jeunes ;
- de la toxicomanie, du tabagisme, de l'alcoolisme ;
- du sida, des IST ;
- du cancer...

➤ Question 7

Le lavage simple des mains permet une *diminution de la flore microbienne* dont le but pour tout soignant est d'éviter les *infections manuportées* (autrement dit permet de réduire le nombre d'infections nosocomiales).

➤ Question 8

Il existe deux méthodes de stérilisation pouvant être utilisées au domicile :

– la stérilisation à chaud : la casserole, le micro-onde, les stérilisateurs électriques ;
– la stérilisation à froid : utilisation d'un produit bactéricide (Milton…).

Il n'est plus nécessaire de stériliser les biberons à domicile, un bon nettoyage, suivi d'un bon rinçage à l'eau claire, suffit. Toutefois l'âge d'arrêt correspond à l'âge de la diversification, dès que l'enfant porte des objets à sa bouche (vers 5 mois).

En milieu hospitalier, il est conseillé de stériliser les biberons quel que soit l'âge de l'enfant.

2 Cas concret

Vous êtes auxiliaire de puériculture dans un centre de protection maternelle et infantile (PMI), vous accueillez avec la puéricultrice 3 enfants accompagnés de leur maman.

Zoé, 8 mois, Sarah, 12 mois et Kévin, 15 mois présentent tous les trois un développement somatique et psychomoteur normal.

➤ Question 1

Énoncez pour chacun d'eux :

– le poids, la taille, le périmètre crânien (vous ferez apparaître les calculs) ;

– la dentition.

➤ Question 2

a. *Décrivez le régime alimentaire pour chaque enfant en élaborant un menu type pour la journée (vous préciserez les quantités, les types d'aliments, la présentation et les modalités de prise des repas pour les 24 h).*

b. *Citez les principales acquisitions psychomotrices de Zoé, Sarah et Kévin.*

c. *Présentez deux activités d'éveil qui pourraient leur être proposées en argumentant vos choix.*

Vous présenterez les réponses aux questions 1 et 2 sous forme de tableau, en suivant le modèle proposé :

	Zoé	Sarah	Kévin
Poids			
Taille			

	Zoé	Sarah	Kévin
Périmètre crânien			
Dentition			
Régime alimentaire			
Acquisitions psychomotrices			
Activités d'éveil Argumentation			

➤ Question 3

Ce matin, lors de l'accueil, la mère de Kévin vous demande conseil pour favoriser l'acquisition de la propreté de son fils. Elle vous dit que son neveu âgé de 18 mois commence à demander le pot. Elle-même a essayé avec Kévin, mais sans succès.

Quelles informations et quels conseils donnez-vous à cette mère ?

→ Corrigés

➤ Questions 1 et 2

	Zoé (8 mois)	Sarah (12 mois)	Kévin (15 mois)
Poids	Environ 8 kg (à 5 mois : PN x 2 + 20 g/j)	PN x 3 = 10 kg	Environ 11 kg 500 (à 2 ans : PN x 4)
Taille	66 cm (TN + 2 cm/mois)	TN + 25 cm = 75 cm	78 cm (T à 1 an + 1 cm/mois)
Périmètre crânien	T/2 + 10 = 43 cm	47 cm	48 cm
Dentition	4 dents : incisives	8 dents (incisives)	+ prémolaires 10 à 12 dents
Régime alimentaire *Pertinence par rapport à l'âge, équilibre alimentaire*	**4 repas** 2 bib. de lait de suite 250 mL 2 repas diversifiés **Mixés et à la cuillère**	**4 repas + collation** **Petits morceaux + aide**	**4 repas** **Mange seul à la cuillère**

	Zoé (8 mois)	Sarah (12 mois)	Kévin (15 mois)
Acquisitions psychomotrices	– Tient assise seule – Préhension pince inférieure des objets – Babille	– Début de la marche, – Pince fine – Parle par mot, phrases	– Marche seul, monte l'escalier à 4 pattes – Relâchement fin et précis – Langage global (5 mots)
Activités d'éveil *Pertinence par rapport à l'âge* + argumentation	– Installer Zoé sur un tapis d'éveil afin de développer son toucher – Lui proposer différents hochets pour lui faire découvrir de nouveaux sons *Les activités seront plutôt des activités sensorielles : son, couleurs... elles sont indispensables au bon éveil de l'enfant*	Proposer à Sarah un jeu avec des récipients : – développer la coordination œil-main – développer sa dextérité – développer le sens de l'observation et de la compréhension Activité comptine sur la main : – développer son expression et sa prononciation – développer sa motricité fine – développer sa mémoire...	Proposer des jeux de construction afin de : – développer la préhension fine et la coordination œil-main – développer sa créativité – lui apprendre les jeux d'équilibre Faire un parcours de psychomotricité : – faire prendre conscience à l'enfant de son corps – développer sa confiance en soi – l'amener à se sentir plus à l'aise dans ses déplacements

➤ Question 3

À 15 mois, les conditions physiologiques ne sont pas remplies (maturation neurophysiologique, maturation cognitive et psychoaffective).
Il existe des repères nous indiquant vers quel moment l'enfant acquiert l'âge où on peut lui proposer le pot : lorsque l'enfant est capable de monter, descendre les escaliers seul ou de faire du tricycle ou lorsqu'il a acquis la préhension fine et précise.
Conseils à donner à la maman : ne pas le forcer, ne pas le conditionner, attendre qu'il manifeste le désir d'aller sur le pot.

SUJET 3 Institut d'auxiliaires de puériculture de Soissons

1 Questions à réponses ouvertes et courtes

➤ Question 1

Du point de vue psychologique, que signifie l'angoisse du 8e mois ?

➤ Question 2

Faut-il acheter des chaussures à un enfant qui ne marche pas ? Argumentez votre réponse.

➤ Question 3

Décrivez le développement psychomoteur d'une enfant de 9 mois (6 éléments attendus).

➤ Question 4

Quel est l'intérêt du livre destiné au tout-petit ? (4 éléments attendus)

➤ Question 5

Quels conseils donneriez-vous en faveur de l'allaitement maternel à une future maman ? Argumentez votre réponse (4 conseils attendus).

→ Corrigés

➤ Question 1

L'angoisse du 8e mois est une peur et une détresse du nourrisson devant l'étranger. Ce visage ne ressemble pas à celui de sa mère ou de son père qu'il a intériorisés et l'enfant est insécurisé.

➤ Question 2

Il n'est pas nécessaire d'acheter des chaussures à un enfant qui ne marche pas, l'idéal est de le laisser pieds nus, assurer une protection avec des chaussettes si besoin.
De plus, l'enfant de cet âge aime jouer avec ses pieds et pour marcher à 4 pattes il est beaucoup plus à l'aise sans chaussures, le contact avec le sol est différent.

➤ Question 3

Au niveau de la motricité :

- il tient assis seul ;
- il se met debout avec appui ;
- il fait au revoir de la main ;
- il rampe à reculons puis à 4 pattes.

Au niveau de la préhension :

- il a acquis la préhension en pince supérieure ;
- il tend un objet à ses parents.

Au niveau du langage : il prononce des mots de 2 syllabes (papa, mama, dada...).

➤ Question 4

L'intérêt du livre chez l'enfant est :

- la manipulation du livre ;
- la relation avec l'adulte ;
- le plaisir de la lecture (à plus long terme) ;
- la découverte du monde ;
- l'évolution du langage (donner un sens aux mots qu'il entend) ;
- le partage de sentiments et d'émotions ;
- la place à la vie imaginaire.

➤ Question 5

Il existe des avantages pour le bébé qui sont :

- une relation fusionnelle avec sa mère ;
- l'intérêt du colostrum (riche en immunoglobulines) ;
- la prévention de la mort subite inexpliquée du nourrisson ;
- la prévention de l'obésité plus tard chez l'enfant.

Avantages pour la mère :

- favorise l'involution utérine ;
- aspect pratique (le lait est toujours à la bonne température, disponible rapidement, quel que soit l'endroit où l'on se trouve, en quantité adéquate, modulable aux besoins de l'enfant) ;
- aspect économique de temps et d'argent (pas de préparation, de stérilisation, aucun frais).

En tant que professionnel nous devons respecter le choix des parents, il faut indiquer l'intérêt du lait maternel mais ne jamais forcer à allaiter, car il vaut mieux un bon allaitement artificiel qu'un mauvais allaitement maternel qui pourrait entraîner une mauvaise relation mère-enfant et avoir des conséquences d'ordre psychologique sur l'enfant.

2 Cas concret

Vous êtes auxiliaire de puériculture en structure multi-accueil. Aujourd'hui, vous êtes référente de Pierre, 24 mois, d'Anna, 14 mois et de Gaëlle, 4 mois. Ils ont un développement psychomoteur et staturo-pondéral dans les normes.

➤ Question 1

Quelles activités ou quels jeux pouvez-vous proposer à chacun de ces 3 enfants ?

Argumentez vos réponses par rapport à leur âge (3 propositions sont attendues).

➤ Question 2

La maman de Gaëlle envisage une diversification alimentaire. Elle boit actuellement du lait pour nourrisson. Elle vous demande à quel âge elle peut introduire des fruits, des légumes et de la viande. Lesquels ? Sous quelle forme ? Quelle quantité ?

Que lui répondez-vous ? Argumentez votre réponse.

➤ Question 3

Vous encadrez une stagiaire CAP Petite enfance ce matin, pour le change de Gaëlle.

a. *De quel matériel a-t-elle besoin ?*

b. *Quelles précautions doit-elle prendre ?*

c. *Expliquez-lui le déroulement du soin.*

➤ Question 4

Pierre, 24 mois, a commencé l'apprentissage de la propreté il y a un mois. Il commence à réclamer le pot.

Que mettez-vous en place pour favoriser l'acquisition de la propreté ? (6 actions attendues)

→ Corrigés

➤ Question 1

	Gaëlle, 4 mois	Anna, 14 mois	Pierre, 24 mois
Activités proposées	– Tapis d'éveil – Girafe (Sophie) – Mobiles – Petites musiques douces – Comptines…	– Locopousse – Blocs de mousse – Jeux d'eau (transvasement) – Comptines, encastrement…	– Manipulation (pâte à modeler) – Livres, puzzles – Dessin, peinture – Parcours de psychomotricité…

	Gaëlle, 4 mois	Anna, 14 mois	Pierre, 24 mois
Développement psychomoteur :			
Posture	– Il tient sa tête droite – Son dos est ferme – À plat dos il roule du dos sur les côtés – À plat ventre, il soulève sa tête et prend appui sur ses avant-bras – Tourne la tête pour suivre un objet en déplacement – Découvre ses mains	– Marche seule, tombe souvent – Monte les escaliers à 4 pattes – Pousse les objets en avant	– Court, grimpe, tourne, saute – Monte et descend les escaliers – Tape dans un ballon
Préhension	– Préhension au contact : involontaire, déclenchée par le contact de l'objet avec la main de l'enfant	– Perfectionnement de la pince supérieure, relâchement fin et précis – Besoin d'emboîter les objets	– Totale indépendance manuelle : mange seul, ouvre et ferme les portes, met ses chaussures, fait des gribouillis
langage	– Gazouillis = longue mélodie avec des sons de voyelles et des sons de consonnes (A... ree...)	– Elle connaît 5 à 10 mots phrases – Elle peut associer 2 mots, on parle de langage global significatif	– Explosion du vocabulaire, utilise le verbe, fait des phrases explicites, se nomme par son prénom, compte jusqu'à 4

➤ Question 2

La maman de Gaëlle peut commencer par lui donner des *fruits cuits* (compote ou petit pot), un seul fruit à la fois afin d'observer les goûts de sa fille.

– Pour les *légumes*, elle peut remplacer l'eau minérale pour la préparation des biberons par l'eau de cuisson des légumes (*afin d'extraire les sels minéraux des légumes il faut les faire cuire dans de l'eau froide, puis porter à ébullition)*.

– Pour la *viande*, elle peut l'introduire vers 5 mois, au départ elle proposera de la viande maigre, sous forme mixée ou en petit pot, les quantités sont minimes, pas plus de 10 g, soit $^1/_2$ cuillère à soupe (l'avis du pédiatre est conseillé).

Lors de la diversification, il faut introduire un seul aliment à la fois, l'évolution de la texture des aliments doit concorder avec le développement neurologique du nourrisson. Le passage de la succion à la mastication est un véritable apprentissage. Cela nécessite de la souplesse et de l'adaptation permanente aux possibilités de l'enfant et en respectant son rythme.

Les erreurs alimentaires les plus fréquentes en diététique infantile chez le nourrisson sont :

– des erreurs de reconstitution des biberons (il ne faut pas plus d'1 mesure de lait pour 30 mL d'eau) ;
– des erreurs dans l'interprétation des pleurs du bébé (on lui donne à manger trop fréquemment) ;
– forcer l'enfant à finir son repas ;
– alimentation inadaptée aux capacités de l'enfant ;
– usage trop précoce et trop important de :
  • farine (risque d'obésité) ;
  • sel (risque de rétention d'eau) ;
  • sucre (risque de carie et d'obésité) ;
  • viande (fatigue rénale).

➤ Question 3

a. Matériel nécessaire :

– un matelas de change nettoyé avec une protection ou une serviette personnelle à l'enfant ;
– une couche adaptée au poids de l'enfant ;
– un point d'eau avec du savon liquide ;
– un gant de toilette et une serviette.

b. Elle doit respecter certaines règles d'HSC :

– *hygiène* : se laver les mains avant et après le soin ;
– *sécurité* : ne jamais laisser seul l'enfant sur la table à langer (toujours maintenir l'enfant avec une main et ne pas se contenter du regard qui, lui, suit notre main si on se penche pour attraper quelque chose dans le tiroir) ;
– *confort* : s'assurer que l'enfant est confortablement installé tout au long du soin.

c. L'élève doit :

– prévenir l'enfant du soin ;
– se laver les mains ;
– installer l'enfant sur la table à langer ;
– déshabiller l'enfant, replier la couche sous les fesses de l'enfant ;
– savonner le siège en allant du haut vers le bas (*méat à l'anus*) ;
– rincer, sécher ;
– jeter les déchets ;
– remettre une couche ;
– rhabiller l'enfant ;
– le mettre en sécurité (soit dans un transat, soit la laisser avec des collègues) ;
– se laver les mains ;
– désinfecter le matériel et le ranger ;
– faire les transmissions orales et écrites.

➤ Question 4

L'auxiliaire de puériculture sera attentive à ce que fait l'enfant, à ce qu'il verbalise, à ce qu'il désire. Elle veillera à :

- laisser les pots à sa libre disposition ;
- demander à l'enfant qui commence à devenir propre s'il désire mettre une couche pendant la sieste (ou non) et respecter son souhait ;
- parler avec l'enfant, mettre des mots sur son souhait, ses besoins ;
- aider le jeune enfant à ôter sa couche chaque fois qu'il souhaite aller sur le pot ;
- inciter l'enfant à devenir grand et ne pas l'enfermer dans sa condition de bébé, *pour cela il est important de changer les enfants debout* ;
- encourager l'enfant à progresser dans la maîtrise de cette acquisition, l'accompagner dans les moments difficiles (notamment en l'aidant à exprimer ce qu'il ressent) ;
- dédramatiser les « petits accidents » fréquents au début des premières tentatives de « sans couches »... *En effet, les accidents blessent l'enfant*, il faut éviter de l'humilier par des commentaires désobligeants à son égard et respecter de sa dignité ;
- laisser l'acquisition de la propreté à sa juste place, parmi les autres acquisitions de l'enfant (marcher, parler, aller vers les autres...).

MODULE 2

État clinique d'une personne à tout âge de la vie

MODULE 2

Conseils méthodologiques

Présentation de l'épreuve du module 2 : état clinique d'une personne à tout âge de la vie

Compétences

Apprécier l'état clinique d'une personne à tout âge de la vie.

Objectifs de formation

Dans le cadre du rôle propre de l'infirmier, en collaboration avec lui et sous sa responsabilité, l'élève auxiliaire de puériculture doit être capable de :

- apprécier les changements de l'état clinique et le comportement de la personne en relation avec son âge et son évolution ;
- identifier les signes de détresse et de mal-être ;
- identifier et mesurer la douleur ;
- mesurer les paramètres vitaux en utilisant les outils spécifiques, les échelles de mesure et réaliser les courbes de surveillance ;
- identifier les anomalies au regard des paramètres habituels liés aux âges de la vie ;
- identifier les risques liés aux situations spécifiques de l'enfant, de la personne âgée, de la personne handicapée, de la personne dépendante ;
- discerner le caractère urgent d'une situation et alerter ;
- repérer les risques de maltraitance et alerter.

Savoirs associés

Les savoirs associés se différentient en deux catégories :

- les savoirs théoriques ;
- et les savoirs pratiques.

SAVOIRS THÉORIQUES

L'enseignement de ce module porte sur :

– *l'anatomie et la physiologie du corps humain :* les organes des sens, les systèmes neuromusculaire, osseux, cardio-circulatoire, respiratoire, urogénital, digestif, endocrinien ;

– *l'anatomie et la physiologie de la peau et des muqueuses ;*

– *les situations pathologiques et les conséquences sur l'état clinique de la personne :* la maladie aiguë, la maladie chronique, les situations d'urgence, les situations de fin de vie, la douleur et son expression, la souffrance, le deuil ;

– *la notion de maladie :* lien entre santé et maladie ; maladie somatique et maladie psychique ; les processus pathologiques ; les situations de soins ;

– *les paramètres vitaux :* mesure quantitative et qualitative ; signes d'alerte ;

– *la sémiologie et le vocabulaire médical :* signes, symptômes, syndrome, diagnostic, maladie ;

– *la démarche d'observation d'une situation :* signes cliniques, changement de l'état clinique, alerte et urgence ;

– *les règles d'hygiène et de sécurité dans la mesure des paramètres vitaux.*

SAVOIRS PRATIQUES

Les savoirs pratiques peuvent être enseignés en salle de travaux pratiques à l'institut et/ou sur les lieux de stage :

– ***mesure des paramètres vitaux chez l'adulte et chez l'enfant :*** pulsations, température, pression artérielle, fréquence respiratoire, respiration, mensurations, état de conscience et volume urinaire ;

– ***surveillance des signes cliniques :*** couleur de la peau et des téguments, vomissements, selles, urines ;

– *observation de la douleur et du comportement ;*

– *réalisation de prélèvements non stériles :* selles, urines, expectorations ;

– *utilisation des outils de mesure ;*

– *transcription de la mesure des paramètres vitaux :* réalisation de courbes de surveillance.

Niveau d'acquisition et limites d'exigence

Les connaissances en anatomie et physiologie permettent de comprendre le fonctionnement du corps humain. L'enseignement décrit le fonctionnement des grands systèmes sans rentrer dans l'anatomie de chaque organe. Les connaissances relatives aux paramètres vitaux doivent viser l'exactitude de leur mesure. L'identification des signes et des seuils d'alerte est approfondie et comprise en liaison avec les situations à risque. Les modalités de signalement de l'alerte en cas de risques sont développées.

Évaluation

Les critères de résultat attendus portent sur :

– la mesure des différents paramètres (température, diurèse, fréquence cardiaque, tension artérielle, fréquence respiratoire, poids, taille) qui doit être effectuée ***avec fiabilité*** ;
– le lien fait entre la mesure des paramètres et le stade de développement de l'enfant ou l'état habituel de la personne ;
– le repère de changements d'état et de situations à risque et l'alerte donnée en fonction du degré de risque.

L'épreuve écrite se présente sous forme de questions (QROC et/ou QCM), la durée de l'épreuve est de 1 h 30, notée sur 20 points, et les conditions de validation sont d'obtenir une note égale ou supérieure à 10 sur 20.

MODULE 2

Sujets d'entraînement

SUJET 1 Institut d'auxiliaires de puériculture de Béziers

1 Questions à réponses ouvertes et courtes

➤ Question 1

Définir les mots suivants : dysurie, aménorrhée, polyurie, rétention d'urines, méléna, cophose, vertige, épistaxis, strabisme, mydriase.

➤ Question 2

Citez les 3 éléments sur lesquels repose l'observation des urines.

➤ Question 3

Énoncez les signes ou symptômes qui traduisent une inflammation.

➤ Question 4

Quelles sont les différences entre une hémoptysie et une hématémèse ?

➤ Question 5

Citez 3 types de vomissement. Quels éléments observables transmettez-vous à l'infirmière après un vomissement ?

➤ Question 6

Quel est le risque majeur lié à des vomissements importants chez un enfant ?

➤ Question 7

Quel est le risque majeur d'une dysphagie ?

➤ Question 8

Un processus pathologique (maladie) peut se terminer en diverses phases. Citez-les.

➤ Question 9

Quel est votre rôle auprès d'une personne malvoyante ?

➤ Question 10

Quels sont les éléments observables de la peau que vous surveillez lors de la toilette d'une personne ?

➤ Question 11

Quelles sont les différentes fonctions de la peau ?

➤ Question 12

Après 48 h d'hospitalisation, vous observez pour la première fois les signes ou symptômes suivants chez un patient :

– œdème du poignet ;

– rectorragie ;

– rotation d'un membre ;

– somnolence diurne ;

– pâleur ;

– tachycardie à 100 ;

– hématurie ;

– otorragie ;

– hyperthermie à 39°3 ;

– bradypnée ;

– douleur articulaire ;

– agitation ;

– douleur abdominale aiguë ;

– toux ponctuelle.

Recopiez ceux que vous transmettez immédiatement par oral à l'infirmière.

➤ Question 13

Complétez les phrases ci-dessous :

a. *Le mouvement qui consiste à rapprocher l'avant-bras du bras est un mouvement de…*

b. *Le mouvement qui consiste à éloigner un membre de l'axe médian du corps est un mouvement…*

➤ Question 14

Un patient vous informe d'une douleur persistante. Quels renseignements recherchez-vous auprès du patient avant de transmettre les informations à l'IDE ?

→ Corrigés

➤ Question 1

- Dysurie : difficulté ressentie au moment de la miction *(accepter : difficulté à uriner, gêne à la miction)*.
- Aménorrhée : absence de règles.
- Polyurie : diurèse supérieure à la norme (accepter : augmentation de la quantité d'urine).
- Rétention d'urines : impossibilité pour une personne d'évacuer sa vessie partiellement ou complètement.
- Méléna : élimination de sang noir, digéré dans les selles.
- Cophose : surdité totale uni- ou bilatérale.
- Vertige : illusion de mouvement purement subjectif accompagné parfois de déséquilibre.
- Épistaxis : saignement nasal (*accepter : hémorragie nasale*).
- Strabisme : asymétrie oculaire.
- Mydriase : dilatation de la pupille.

➤ Question 2

- Quantité : en fonction de l'âge de l'enfant.
- Aspect : les urines doivent être limpides et de couleur jaune clair.
- Odeur : tenir compte de l'alimentation de l'enfant car certains aliments peuvent accentuer l'odeur des urines.

➤ Question 3

Les signes ou symptômes qui traduisent une inflammation sont :

- douleur ;
- chaleur ;
- rougeur ;
- tuméfaction (accepter œdème).

➤ Question 4

L'hémoptysie est une hémorragie (sang rouge) émise par la bouche provenant de l'appareil respiratoire.

L'hématémèse est une hémorragie (sang rouge ou noir) émise par la bouche provenant de l'estomac.

➤ Question 5

Au choix :

- alimentaire : vomissement du contenu de l'estomac ;
- bilieux : vomissement de couleur verte contenant de la bile ;
- hémorragique : vomissement avec du sang rouge ou noir ;

– fécaloïde : présence de matières fécales dans le vomissement, signe d'une occlusion intestinale.

Éléments observables à transmettre à l'infirmière après un vomissement :

– l'état général du patient ;
– la quantité ;
– la qualité (vomissement alimentaire, bilieux, hémorragique ou fécaloïde) ;
– la fréquence des vomissements (le temps écoulé entre 2 vomissements et le nombre) ;
– émission du vomissement avec ou sans efforts.

➤ Question 6

Le risque majeur lié à des vomissements importants chez un enfant est la déshydratation.

Lorsqu'un enfant vomit, il faut le peser et comparer le poids obtenu avec un poids antérieur afin de déterminer le risque de déshydratation. Si la perte de poids est supérieure à 10 % le risque de déshydratation est élevé. C'est une urgence vitale.

➤ Question 7

Le risque majeur d'une dysphagie est la fausse route.

La dysphagie est une difficulté pour déglutir, d'où le risque de fausse route lors d'une prise alimentaire.

➤ Question 8

Un processus pathologique (maladie) peut se terminer en plusieurs phases :

– la guérison ;
– la stabilisation ;
– la rechute ;
– le stade terminal (la mort).

➤ Question 9

Auprès d'une personne malvoyante :

– il faut s'identifier, comme avec toute autre personne il est important de se présenter auprès d'elle afin qu'elle sache qui s'occupe d'elle ;
– ne pas changer les objets de place, la personne malvoyante a des habitudes et il faut respecter l'ordre des choses afin de maintenir son autonomie ;
– lui donner des repères, il est important que la personne se repère dans son environnement, dans son espace toujours dans le souci de maintenir l'autonomie de la personne ;
– situer l'environnement, lui présenter son environnement (nommer ce qui l'entoure) ;
– prévenir les dangers, il faut aménager l'espace de la personne malvoyante, enlever les tapis, ranger les fils électriques… ;
– être rassurant(e), verbaliser nos actions, expliquer les choses ;
– nettoyer ses lunettes.

➤ Question 10

Éléments observables de la peau à surveiller lors de la toilette d'une personne.

- **Son aspect** :
  - la bonne *hydratation* de la peau (recherche du pli cutané),
  - la *desquamation* ou l'intégrité,
  - des zones de *prurit* (observer son étendue et les signes d'accompagnement (douleur, hyperthermie)),
  - apparition d'une *éruption cutanée :* apparition d'une coloration anormale, en relief ou non, modifiant l'aspect de la peau et des muqueuses,
  - présence d'*œdème* ou pas (infiltration des tissus sous-cutanés par un liquide) ;
- **sa coloration** :
  - *pâleur* : signe d'anémie, d'hémorragie, état de choc,
  - *rougeur* : hyperthermie, allergie,
  - *bleu violacé* : cyanose (signe d'une pathologie cardiaque ou pulmonaire),
  - *jaune* : ictère (physiologique chez le nouveau-né, signe d'une hépatite),
  - *grise* : intoxication (notamment signe d'une infection du nouveau-né) ;
- **sa température** : la température de la peau dans les limites de la normale se situe entre 36,5 °C et 37,5 °C.

➤ Question 11

Les différentes fonctions de la peau sont :

- *rôle de barrière* : la peau assure la protection de l'organisme contre de nombreuses agressions du milieu extérieur (chimique, microbien), et d'autre part empêche une trop grande perte d'eau par l'évaporation ;
- *rôle de régulation thermique* : la perception du chaud et du froid, la nature des objets et la douleur ;
- *rôle sensitif* : permet le maintien de la température de l'organisme grâce aux glandes sudoripares (responsables de la transpiration). Et, d'autre part, du fait qu'elle est parcourue par un très abondant réseau sanguin, elle peut le cas échéant refroidir ou réchauffer le corps ;
- *rôle métabolique* : la peau fabrique et transforme de nombreuses substances indispensables au bon fonctionnement de l'organisme (hormones, vitamines). Elle permet l'élimination de nombreux déchets organiques (500 à 700 mL de sueur/jour).

➤ Question 12

- Rectorragie.
- Douleur abdominale aiguë.
- Hématurie.
- Otorragie.
- Hyperthermie à 39°3.
- Bradypnée à 10.

- Agitation.
- Pâleur.

➤ Question 13

a. Le mouvement qui consiste à rapprocher l'avant-bras du bras est un mouvement de *flexion*.
b. Le mouvement qui consiste à éloigner un membre de l'axe médian du corps est un mouvement d'*abduction*.

➤ Question 14

Il faut :
- observer l'état général du patient et l'expression de celui-ci ;
- se renseigner sur :
  - le siège de la douleur *(à quel endroit)* ;
  - le type (en coup de poignard...) ;
  - l'intensité (utilisation de l'échelle EVA) ;
  - l'irradiation ;
  - le facteur déclenchant ou apaisant ;
  - la présence ou non de signes associés *(sueur, pâleur, T°...)*.

SUJET 2 Institut d'auxiliaires de puériculture de Marseille

1 Questions à choix multiples

1. Le sang enrichi en oxygène arrive des veines pulmonaires dans :

A. L'oreillette gauche ❑

B. L'oreillette droite ❑

2. La systole auriculaire chasse le sang :

A. Des ventricules vers les oreillettes ❑

B. Des oreillettes vers les ventricules ❑

3. Le tympan sépare :

A. L'oreille interne de l'oreille externe ❑

B. L'oreille externe de l'oreille moyenne ❑

4. Le suffixe *algie* signifie :

A. Maladie ❑

B. Douleur ❑

C. Science ❑

5. La pollakiurie est :

A. Une augmentation de la diurèse ❑

B. Une impossibilité d'uriner ❑

C. L'émission d'urine fréquente en faible quantité ❑

6. Une perte d'équilibre peut être due à :

A. Un déficit du sens olfactif ❑

B. Un trouble de l'oreille interne ❑

C. Un déficit visuel ❑

7. Vous pouvez effectuer la mesure de la fréquence cardiaque sur :

A. L'artère humérale ❑

B. La veine jugulaire ❑

C. L'artère fémorale ❑

8. Les éléments qui ne doivent pas apparaître dans les urines d'un sujet sain sont :

A. Les éléments minéraux ❑

B. Le glucose ❑
C. L'acétone ❑

9. Le premier chiffre de la pression artérielle se nomme :
A. La minima ❑
B. La maxima ❑

10. Les cônes et les bâtonnets de la rétine permettent :
A. La vision des couleurs ❑
B. La protection de l'œil ❑
C. Le mécanisme d'accommodation ❑

11. Une hématémèse est un rejet de sang provenant :
A. Des poumons ❑
B. Du larynx ❑
C. De l'estomac ❑

12. Le système de thermorégulation est sous la dépendance :
A. Du diaphragme ❑
B. De l'hypothalamus ❑
C. De la moelle épinière ❑

13. Au moyen des bandelettes urinaires on contrôle :
A. La glycosurie ❑
B. La glycémie ❑
C. L'acétonurie ❑

14. Le principal muscle respiratoire est :
A. La plèvre ❑
B. Le diaphragme ❑
C. La séreuse ❑

15. L'hémoglobine fixe :
A. L'oxygène ❑
B. Le gaz carbonique ❑

16. Le carrefour des voies aériennes et digestives est :
A. Le larynx ❑
B. Le pharynx ❑
C. L'œsophage ❑

17. Le cæcum est une partie :
A. Du jéjunum ❑

B. De l'iléon ❑

C. Du colon ❑

18. Les nerfs rachidiens naissent :

A. De l'encéphale ❑

B. Du cervelet ❑

C. De la moelle épinière ❑

19. La contraction des muscles du squelette est soumise au contrôle :

A. Du système neuro-cérebro-spinal ❑

B. Du système nerveux végétatif ❑

20. Le suffixe *-ectomie* signifie :

A. Ablation ❑

B. Infection ❑

C. Abouchement ❑

→ Corrigés

1. A
Le sang riche en oxygène circule dans le cœur gauche pour oxygéner les organes et les tissus.

2. B

3. A
Le tympan est la membrane qui transmet les vibrations de l'air aux osselets de l'oreille moyenne.

4. B
Exemple : myalgie signifie douleur au niveau des muscles ; lorsqu'un patient se plaint de douleur on dit qu'il est algique.

5. C
L'augmentation de la diurèse est une polyurie.
Une impossibilité à uriner est une rétention aiguë d'urine dans la vessie se traduisant par un globe vésical.

6. B
L'oreille est l'organe de l'audition, mais également celui de l'équilibre. L'oreille interne (ou labyrinthe) contient les organes qui donnent le sens de l'équilibre, coordonnent les mouvements de la tête et des yeux et les ajustements de la posture du corps.

7. A et C

La fréquence cardiaque se mesure toujours au niveau d'une artère avec 2 doigts (jamais avec le pouce).

8. B et C

L'urine est composée :

- d'eau (95 %) ;
- de composés organiques (tels que l'urée, produits de dégradation des protéines) ;
- de minéraux (sodium ; potassium ; chlore ; phosphates...).

Les composants anormaux de l'urine sont :

- hémoglobine (on parle d'hémoglobinurie) ;
- hématies (on parle d'hématurie) ;
- protéines (on parle de protéinurie) ;
- glucose (on parle de glycosurie) ;
- albumine (on parle d'albuminurie) ;
- corps cétoniques.

9. B

La maxima correspond à la systole ventriculaire (c'est la force d'éjection du sang en dehors du ventricule).

10. A

La protection de l'œil est assurée par la sclérotique (tunique la plus externe formée d'un tissu conjonctif dense et peu vascularisé). Du côté antérieur, cette sclérotique est remplacée par la cornée.

Le cristallin permet le mécanisme d'accommodation.

11. C

Le rejet de sang provenant des poumons s'appelle une hémoptysie, il s'agit de sang rouge vif et mousseux.

12. B

Le diaphragme est le muscle respiratoire principal, qui imprime aux poumons les mouvements d'inspiration et d'expiration. La moelle épinière est la portion centrale du système nerveux faisant suite au cerveau et située à l'intérieur de la colonne vertébrale, plus précisément dans le canal rachidien, qui est constitué par l'empilement des vertèbres.

13. A et C

La terminologie des mots en -urie signifie urine, -émie correspond au sang.

La glycémie est le taux de glucose dans le sang.

14. B

La plèvre est une membrane séreuse qui enveloppe les poumons et les protège du frottement contre la paroi thoracique.

La séreuse est une membrane qui tapisse les cavités internes de l'organisme.

15. A et B

Lorsque l'hémoglobine est saturée en oxygène, elle est appelée oxyhémoglobine. Après avoir libéré l'oxygène dans les tissus, elle change de conformation et fixe le dioxyde de carbone, déchet de la respiration cellulaire, pour le transporter aux organes respiratoires (poumons, branchies ou trachée) où il sera éliminé dans l'air expiré. Sous cette forme, elle est appelée carbohémoglobine.

16. B

Le larynx est un conduit qui joint la trachée au pharynx.

L'œsophage est une partie du tube digestif qui va du pharynx à l'estomac.

Le pharynx est bien le carrefour entre les voies digestives et les voies pulmonaires.

17. C

Le jéjunum est une partie de l'intestin grêle qui fait suite au duodénum.

L'iléon est la troisième grosse partie de l'intestin grêle.

L'intestin grêle peut être divisé en 3 segments :

- *le duodénum*, qui reçoit la « bouillie » d'aliments semi-digérés (appelée chyme) provenant de l'estomac, en passant par le sphincter du pylore ;
- *le jéjunum* est le segment intermédiaire de l'intestin grêle, il transporte rapidement les aliments digérés à travers l'intestin grêle grâce aux ondes péristaltiques, et par conséquent il ne contient que très rarement des matières alimentaires ;
- *l'iléon* constitue le dernier segment, et le plus long, de l'intestin grêle, la majeure partie de l'absorption des nutriments utiles a lieu dans l'iléon avant qu'il ne se vide dans le cæcum du gros intestin.

18. C

Les nerfs rachidiens ou nerfs spinaux sont les nerfs qui émergent de la moelle épinière et non du cerveau. Ils sont responsables de la motricité et de la sensibilité des membres, des sphincters et du périnée. Tous les nerfs spinaux sont mixtes.

19. A

20. A

Pour l'infection, c'est le suffixe -ite (exemple : péritonite, méningite...).

Pour l'abouchement : -stomie (gastrostomie = abouchement de l'estomac à l'extérieur de la paroi abdominale).

2 Questions à réponses ouvertes et courtes

➤ Question 1

Citez les caractéristiques du cycle ovarien et du cycle utérin, ainsi que les modifications de la glaire cervicale, nommez les deux hormones qui interviennent dans le cycle menstruel.

➤ Question 2

a. *Décrivez les signes de manifestation de la douleur chez un nouveau-né (3 éléments sont attendus).*

b. *Donnez le nom de deux grilles d'hétéro-évaluation de la douleur chez l'enfant.*

➤ Question 3

a. *L'observation des urines comporte certains éléments, citez-en quatre.*

b. *Nommez les voies urinaires qui acheminent l'urine dans la vessie.*

c. *Décrivez l'aspect des urines normales.*

➤ Question 4

Donnez le terme définissant :

– un ralentissement de la fréquence respiratoire ;

– une accélération de la fréquence cardiaque ;

– une pause respiratoire ;

– une absence d'urine ;

– une coloration bleutée des téguments ;

– une interruption d'apport d'oxygène dans les tissus ;

– une présence de sang dans les urines ;

– une inflammation de l'oreille ;

– une douleur lombaire ;

– le fait de boire beaucoup.

➤ Question 5

Sandra, âgée de 10 ans, est hospitalisée dans votre service. Ce matin, elle présente :

– une température de 37 °C ;
– une fréquence cardiaque à 110 ;
– elle est nauséeuse, asthénique ;
– se plaint d'une douleur sur le côté droit.

Commentez ces informations par rapport aux normes.

➤ Question 6

Citez 5 glandes du système endocrinien et donnez une de leur fonction pour chacune d'elles.

➤ Question 7

Julien, 15 ans, doit avoir un recueil d'urine de 24 h. La puéricultrice vous demande de le mettre en place dès demain matin.

Comment s'appelle ce recueil ? Comment procédez-vous ?

➤ Question 8

Définissez les termes suivants :

– maladie somatique ;

– maladie psychique ;

– maladie psychosomatique ;

➤ Question 9

Citez 4 caractéristiques des selles d'un bébé nourri au lait artificiel.

➤ Question 10

Vous êtes auxiliaire de puériculture dans un service de consultations pédiatriques. Léa, 12 mois, est amenée par sa maman pour un rappel des vaccinations. On vous demande de la mesurer.

– Quelles sont les conditions à respecter pour assurer une prise de taille efficace ?
– Quelle est la référence en matière de taille pour un enfant de 1 an ?

➜ Corrigés

➤ Question 1

- Cycle ovarien :
  - de J1 à J14 il y a maturation folliculaire, un seul follicule va mûrir : *le follicule de Graaf ;*
  - au 14e jour le follicule éclate, libère l'ovule qui s'engage dans la trompe.

Après, le follicule rompu devient le corps jaune qui va s'atrophier s'il n'y a pas d'ovulation.
Un nouveau cycle a lieu.

- Cycle utérin :
  - du premier au 8e jour : desquamation de la muqueuse utérine avec hémorragie : ce sont les règles ;
  - du 8e jour au 14e jour la muqueuse se régénère ;
  - du 14e jour au 28e jour il y a une prolifération considérable, c'est la dentelle utérine qui se forme pour accueillir l'ovule fécondé ;
  - si l'ovule n'est pas fécondé la muqueuse est éliminée.

La glaire cervicale durant l'ovulation est abondante puis se tarit.
Les *œstrogènes* et la *progestérone* sont les 2 hormones du cycle menstruel.

➤ Question 2

a. Les signes de manifestation de la douleur chez le nouveau-né sont :
- les grimaces au niveau du visage : sourcils froncés, paupières serrées, sillon naso-labial accentué ;
- poings fermés, pieds recroquevillés ;
- rigidité du corps en arc ;
- hyperextension des membres ;
- troubles du sommeil ;
- perturbations de la relation.

b. Les grilles d'hétéro-évaluation utilisées chez le nouveau-né sont DAN, EDIN, PIPP, OPS...
Elles reposent toutes sur l'observation du nouveau-né portant sur son comportement, ses mimiques, sa posture, sa relation avec l'autre...

➤ Question 3

a. L'observation des urines porte sur :
- la couleur ;
- l'odeur ;
- le volume ;
- l'aspect.

b. Les urines normales sont de couleur jaune paille, claires, sans odeur et limpides.
c. Les voies urinaires qui acheminent l'urine du rein vers la vessie sont les uretères.

➤ Question 4

- Bradypnée : ralentissement de la fréquence respiratoire.
- Tachycardie : accélération de la fréquence cardiaque.
- Apnée : pause respiratoire.
- Anurie : absence d'urine.
- Cyanose : coloration bleutée des téguments.
- Anoxie : interruption d'apport d'oxygène dans les tissus.
- Hématurie : présence de sang dans les urines.
- Otite : inflammation de l'oreille.
- Lombalgie : douleur lombaire.
- Polydipsie : boire beaucoup.

➤ Question 5

Sandra, âgée de 10 ans, est hospitalisée dans votre service. Ce matin, elle présente :
- une température de 37 °C = température normale ;
- une fréquence cardiaque à 110 = tachycardie (à 10 ans elle devrait avoir des pulsations aux alentours de 80/minute) ;
- elle est nauséeuse, asthénique = elle a des nausées et est fatiguée ;
- se plaint d'une douleur sur le côté droit = verbalise une douleur au niveau du côté droit.

➤ Question 6

Les glandes du système endocrinien sont :
- hypophyse : coordination du système endocrinien ;
- thyroïde : action sur le métabolisme de base ;
- thymus : anti-infectieux renforcement des défenses ;

– pancréas : régulation de la glycémie ;
– glandes sexuelles : production de sperme et d'ovule ;
– les glandes surrénales : anti-inflammatoire et réponse au stress.

➤ Question 7

Ce recueil s'appelle la diurèse.
Mise en place :
– expliquer le soin à Julien ;
– à 8 h, faire uriner Julien et jeter ses urines ;
– demander à Julien d'uriner dans un pistolet et de vider le contenu dans le bocal mis à sa disposition (portant son identité et l'heure et la date à laquelle a débuté le recueil) ;
– garder les urines jusqu'à 8 h le lendemain ;
– lire la quantité émise et la retransmettre sur la feuille de température ;
– transmettre à l'infirmière ou la puéricultrice à la fin de la diurèse.

➤ Question 8

• Maladie somatique : maladie acquise qui s'appuie sur un phénomène physique, organique.
• Maladie psychique : qui se rapporte à la pensée, à l'esprit.
• Maladie psychosomatique : symptômes physiques qui affectent un organe ou un système physiologique et dont les causes sont principalement émotionnelles.

➤ Question 9

Caractéristiques des selles d'un bébé nourri au lait artificiel :
– moulées ;
– grumeleuses ;
– jaunâtres ;
– peu nombreuses.

➤ Question 10

Pour mesurer un enfant d'un an, on utilise une toise mobile ; la mesure s'effectue en décubitus dorsal ; la toise doit toucher le sommet du crâne de l'enfant et son talon, les épaules doivent toucher le matelas ainsi que ses fesses et il faut maintenir ses membres inférieurs à l'horizontale en exerçant une légère pression au niveau des genoux.
Il faut prévenir l'enfant et se faire aider de la maman, l'enfant est bien entendu pied nu et les pieds forment un angle droit.
Noter la mesure sur le carnet de santé de l'enfant et sur sa fiche de renseignement.
À un an on considère qu'un enfant doit mesurer 75 cm ; il grandit de 25 cm la première année, puis 10 cm la deuxième année pour atteindre en moyenne 1 mètre à 4 ans (taille de naissance multipliée par 2).

SUJET 3 Institut d'auxiliaires de puériculture de Soissons

1 Questions à réponses ouvertes et courtes

➤ Question 1

Schéma de l'appareil respiratoire et de l'appareil digestif : recopiez les numéros et mettre en face le nom approprié.

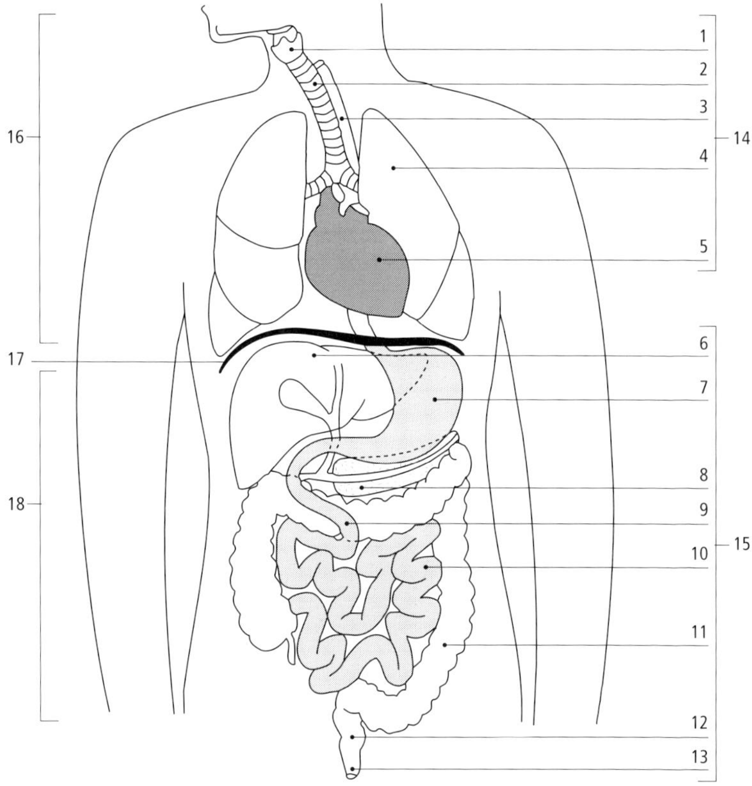

➤ Question 2

Définissez les termes suivants : décubitus, colostomie, bradycardie, hypocalcémie, apnée, hypotonie, dyspnée, primipare, dysurie, vésicule.

➤ Question 3

Un enfant né à terme pesait à la naissance 3 180 g. Quel devra être son poids théorique à 5 mois, un an, deux ans ? Précisez sur quelles connaissances vous vous basez et faites apparaître vos calculs.

➤ Question 4

Vous êtes auxiliaire de puériculture aux consultations externes de pédiatrie. Vous pesez Pierre, 6 mois, sur la balance électronique. Expliquez le déroulement du soin.

➤ Question 5

Vous prenez en charge Paul, 5 ans qui présente des vomissements. Quelles sont vos observations par rapport aux vomissements (4 critères sont attendus).

➤ Question 6

Vous devez réaliser une analyse d'urines avec recherche de protéines, glucose et de corps cétoniques par bandelettes. Décrivez le déroulement du soin.

➤ Question 7

Vous êtes auxiliaire de puériculture en service de maternité. Vous devez établir des courbes de température (sur le diagramme de surveillance), pulsations et pression artérielle de Mme Mather, ainsi que la courbe de poids de sa fille, Hélène, nourrie au sein, née le 16 janvier.

MME MATHER

Dates	Matin	Soir
16/01	37,2 °C, 78 pls/min, 11/6	36,8 °C, 84 pls/min, 12/7
17/01	36,6 °C, 71 pls/min, 10/5.5	37,3 °C, 80 pls/min, 13/8.5
18/01	36,9 °C, 74 pls/min, 12/5	

HÉLÈNE

16/01	3 350 g
17/01	3 300 g
18/01	3 270 g

ÉTIQUETTE

Médecin traitant :

SERVICE :

N° DE CHAMBRE :

Médecin du service :

ALLERGIE :

MOIS				JOURS
DOULEURS	URINES	T.A.	POULS	TEMP.
10	6L	30	160	40°
8	5L	25	140	40°
6	4L	20	120	39°
4	3L	15	100	38°
2	2L	10	80	37°
0	1L	5	60	36°
		ALB :		
		Glu :		
		Acétone :		

Courbe du poids du premier mois

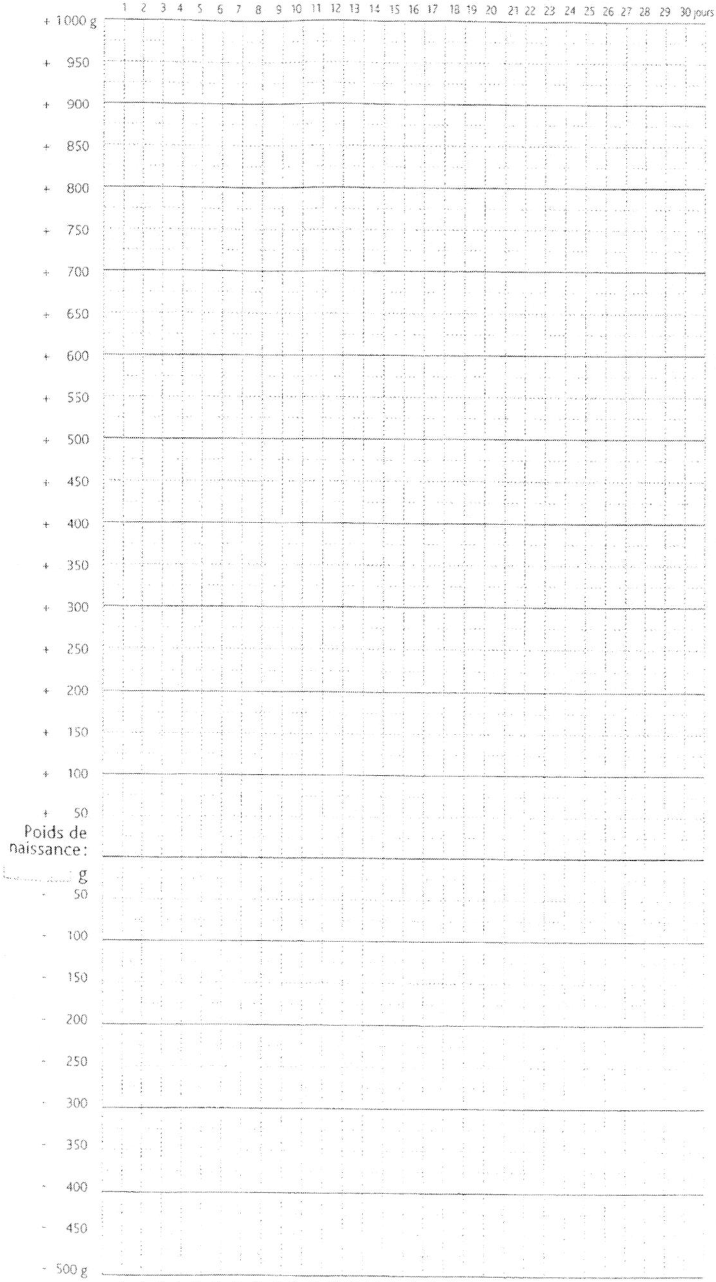

2 Questions à choix multiples

1. La douleur modifie :
A. Les pulsations ❑
B. Le rythme respiratoire ❑
C. La diurèse ❑
D. L'homéostasie ❑

2. Un os est constitué par :
A. De la moelle jaune ❑
B. De la moelle rouge ❑
C. De la moelle épinière ❑
D. Du périoste ❑

3. La fréquence cardiaque d'un nouveau-né se situe entre :
A. 120 et 140 battements/minute ❑
B. 100 et 110 battements/minute ❑
C. 90 et 100 battements/minute ❑
D. 80 et 90 battements/minute ❑

4. Les vaisseaux sanguins arrivant ou partant du cœur gauche sont :
A. L'aorte ❑
B. Les veines caves ❑
C. Les veines pulmonaires ❑
D. L'artère pulmonaire ❑

5. L'appareil génital féminin est constitué par :
A. La trompe d'eustache ❑
B. Le pavillon ❑
C. L'endomètre ❑
D. Le bassinet ❑

➜ Corrigés

➤ Question 1

1. Larynx
2. Trachée artère

3. Œsophage
4. Poumon
5. Cœur
6. Foie
7. Estomac
8. Pancréas
9. Duodénum
10. Intestin grêle
11. Côlon
12. Rectum
13. Anus
14. Organes thoraciques
15. Organes abdominaux
16. Thorax
17. Diaphragme
18. Abdomen

➤ Question 2

- Décubitus : position du corps couché sur un plan horizontal.
- Bradycardie : ralentissement du rythme cardiaque.
- Apnée : arrêt de la respiration.
- Dyspnée : difficultés à respirer.
- Dysurie : difficultés à uriner.
- Colostomie : abouchement du colon à la peau.
- Hypocalcémie : diminution du calcium dans le sang.
- Hypotonie : diminution du tonus musculaire.
- Primipare : qui accouche pour la première fois.
- Vésicule : petite lésion de la peau consistant en un soulèvement localisé de l'épiderme rempli de sérosité.

➤ Question 3

À 5 mois, le poids de naissance d'un enfant est multiplié par 2, par 3 à 1 an et par 4 à 2 ans.

Cet enfant à la naissance pesait 3 180 g :

- à 5 mois = 3 180 x 2 soit 6 380 g environ ;
- à 1 an = 3 180 x 3 soit 9 450 g ;
- à 2 ans = 3 180 x 4 soit environ 12 720 g.

Ces chiffres sont approximatifs et permettent de donner un ordre d'idée pour suivre le développement pondéral de l'enfant.

➤ Question 4

Déroulement du soin pour peser Pierre âgé de 6 mois :

- se laver les mains ;

– préparer le matériel nécessaire (brancher la balance, la tarer, mettre une protection, vérifier température de la pièce) ;
– vérifier le dernier poids de l'enfant, prévenir Pierre du soin ;
– déshabiller l'enfant ou proposer à la maman de le faire, l'enfant doit être nu, sans couche ;
– poser l'enfant sur le plateau de la balance, le surveiller, garder une main à proximité et relever le poids qui s'affiche ;
– habiller ou faire habiller l'enfant ;
– désinfecter la balance ;
– se laver les mains ;
– recopier le poids sur le carnet de santé et dans le dossier de l'enfant.

➤ Question 5

L'observation des vomissements de Paul portera sur :
– l'aspect : alimentaire, bileux, sanglant, fécaloïde ;
– le caractère : avec ou sans effort, à distance du repas ou pas ;
– la quantité : toujours difficile à évaluer, prendre comme exemple le contenu d'un bol,
– les signes accompagnateurs : odeur, douleurs abdominales, hyperthermie... ;
– la fréquence.

➤ Question 6

Réalisation d'une analyse d'urine :

– se munir d'une montre trotteuse et vérifier la date de péremption et d'ouverture du flacon contenant les bandelettes ;
– l'analyse se fait sur des urines fraîchement émises, recueillies dans un récipient propre et sec (il est préférable de recueillir les urines au milieu du jet afin d'éviter les contaminations du carrefour urogénital) ;
– sortir une bandelette du flacon (ne pas toucher les zones réactives avec les doigts) ;
– tremper la bandelette verticalement dans les urines pendant une seconde, en prenant soin de bien recouvrir toutes les zones réactives ;
– retirer la bandelette et éliminer le surplus d'urines en tapotant légèrement la tranche sur le bord du récipient ;
– respecter le temps de lecture indiqué sur le flacon en fonction des différents réactifs, en tenant la bandelette horizontalement afin d'éviter que le réactif d'une zone ne s'écoule sur une autre ;
– appliquer la bandelette près de l'échelle du flacon, sans le toucher et apprécier les résultats ;
– transmettre les résultats sur la feuille de constantes du patient ou dans son dossier, alerter le pédiatre si besoin ;
– désinfecter et ranger le matériel, se laver les mains.

Les bandelettes réactives sont conditionnées à l'abri de la lumière dans un tube qu'il faut maintenir au sec et à l'abri de la chaleur (température inférieure à 30 °C). Le flacon doit être soigneusement refermé entre chaque analyse.

Chaque bandelette est constituée de plusieurs zones réactives de couleurs différentes, chaque zone correspondant à un élément recherché, elle réagit au changement de couleur.

La lecture se fait à l'aide de l'échelle colorimétrique qui se trouve sur le flacon.

➤ Question 7

Voir feuille de température ci dessous et la feuille de surveillance du poids de l'enfant.

Pour la feuille de température il existe un code de couleur universel qui est :

- en *rouge* : les pulsations ;
- en *bleu ou noir :* la température ;
- en *vert* : la diurèse ;
- en *noir en colonne* : la tension artérielle.

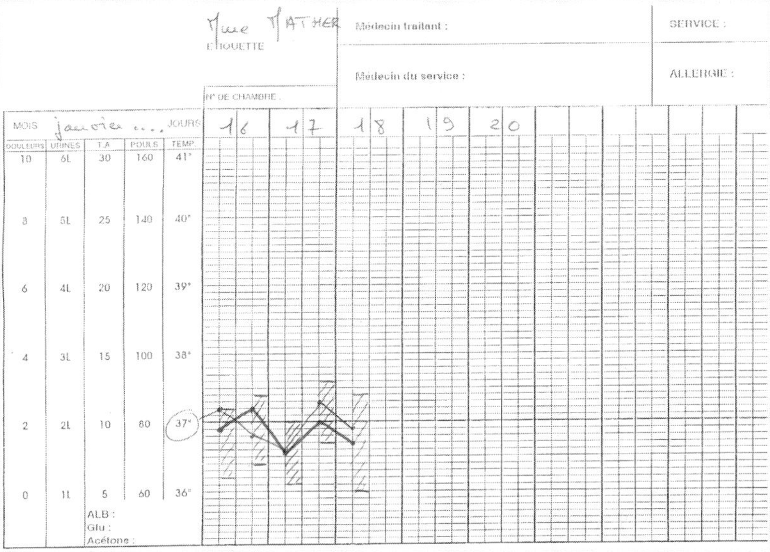

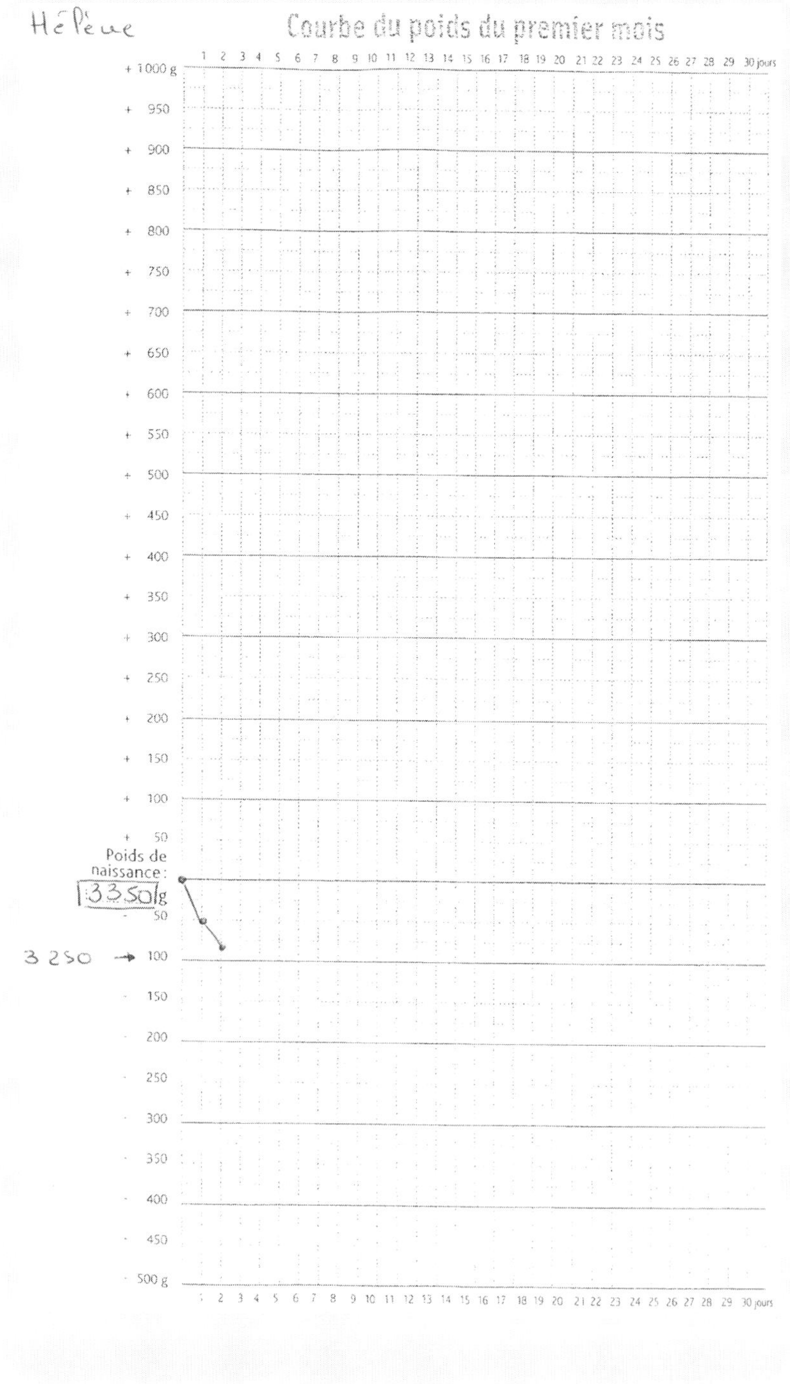
Hélène
Courbe du poids du premier mois
1 2 3 4 5 6 7 8 9 10 11 12 13 14 15 16 17 18 19 20 21 22 23 24 25 26 27 28 29 30 jours
+ 1000 g
+ 950
+ 900
+ 850
+ 800
+ 750
+ 700
+ 650
+ 600
+ 550
+ 500
+ 450
+ 400
+ 350
+ 300
+ 250
+ 200
+ 150
+ 100
+ 50
Poids de naissance:
3350 g
- 50
3 250
- 100
- 150
- 200
- 250
- 300
- 350
- 400
- 450
- 500 g

→ Corrigés

1. A et B

La *diurèse* qui est la quantité d'urine émise par 24 h varie en fonction des entrées, c'est-à-dire des boissons ou perfusions, et en fonction de la température corporelle.

L'homéostasie est le phénomène permettant de maintenir constants et en équilibre le milieu intérieur et les différents paramètres des êtres vivants.

2. A, B et D

La moelle épinière est la partie du système nerveux central se trouvant en dessous du tronc cérébral et contenue dans les vertèbres formant la colonne vertébrale.

3. A

Les autres chiffres correspondent :

- 100 et 110 battements/minute pour un nourrisson (de 1 mois à 1 an) ;
- 90 et 100 battements/minute pour un enfant ;
- 80 et 90 battements/minute pour un adolescent et un adulte.

4. A et C

5. B et C

Rappels d'anatomie

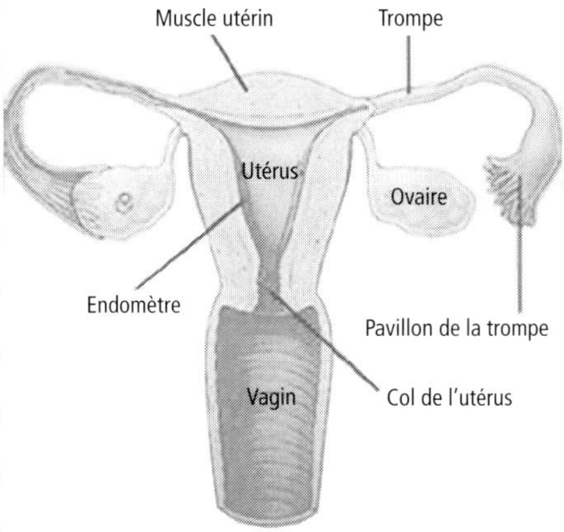

Fig 1. L'appareil génital

La **trompe d'Eustache** est un conduit osseux et fibro-cartilagineux reliant la paroi antérieure de l'oreille moyenne au rhinopharynx, c'est-à-dire l'arrière-nez (dans l'appareil génital, il s'agit de la trompe de Fallope, *cf.* Fig 1).

Elle a plusieurs fonctions (*cf.* Fig 2) :

- une *fonction mécanique*, sa fermeture empêche l'introduction d'agents pathogènes, de sécrétions nasales dans l'oreille moyenne ;
- une *fonction équipressive*, chargée d'égaliser la pression des deux côtés du tympan pour éviter sa rupture en cas de grande différence de pression entre le milieu extérieur et l'oreille moyenne.

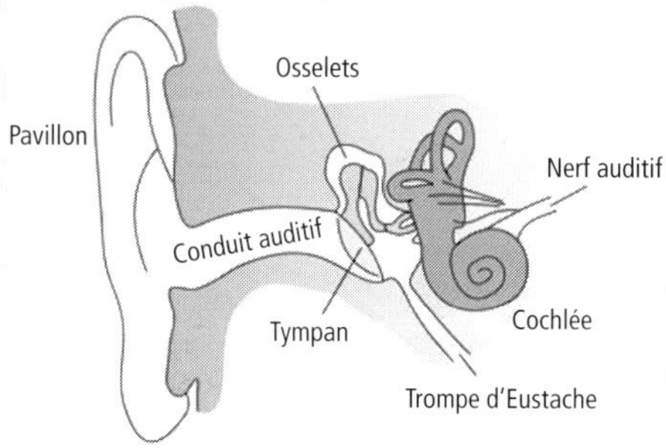

Fig 2. L'oreille

Le **bassinet** (*cf.* Fig 3) est une cavité située à l'entrée du rein (hile rénal) où se collectent les urines provenant des calices.

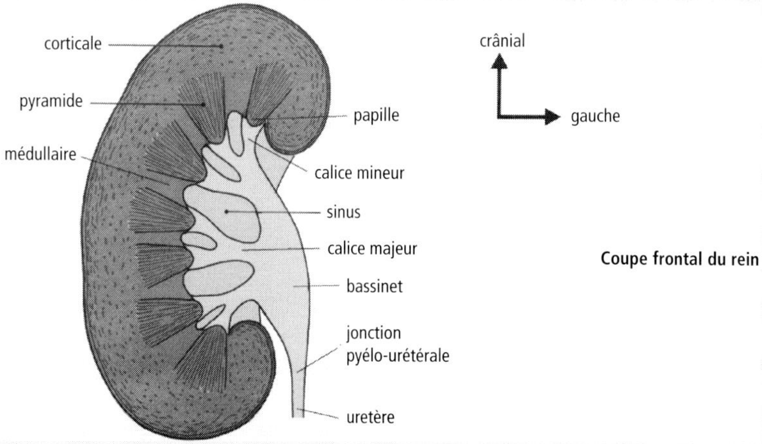

Fig 3. Le rein

MODULE 3

Soins à l'enfant

MODULE 3

Conseils méthodologiques

Présentation de l'épreuve du module 3 : soins à l'enfant

Compétences

Réaliser des soins adaptés à l'état clinique de l'enfant.

Objectifs de formation

Dans le cadre du rôle propre de l'infirmier, en collaboration avec lui et sous sa responsabilité, l'auxiliaire de puériculture doit être capable de :

- sélectionner les informations relatives à la situation de vie concernant les enfants ;
- rechercher les informations sur les précautions particulières à respecter lors des soins ;
- identifier et appliquer les règles d'hygiène et de sécurité associées aux soins à l'enfant ;
- organiser l'activité de soin en fonction de l'enfant, de la présence de ses parents et de l'environnement ;
- choisir le matériel approprié au soin ;
- réaliser les soins dans le respect de l'enfant, de son autonomie, de son intimité et en tenant compte des appareillages et matériels d'assistance médicale (soins liés à l'hygiène corporelle et au confort, à l'alimentation, à l'élimination et au sommeil) ;
- adapter ses interventions lors de la réalisation de soins avec l'infirmier, la puéricultrice ou la sage-femme ;
- adapter les modalités de réalisation du soin à l'état de l'enfant, à son âge et à ses habitudes de vie ;
- apprécier le bon déroulement du soin et réajuster le cas échéant.

Savoirs associés

SAVOIRS THÉORIQUES

L'enseignement dispensé dans les différents instituts d'auxiliaire de puériculture doit s'articuler autour de la connaissance :

– *des concepts :* santé, maladie, handicap, douleur, mort ;

– *du vocabulaire professionnel ;*

– *des notions élémentaires de physiopathologie des différents appareils du corps humain* :

- *la fonction respiratoire :* rhinopharyngite, asthme, broncho-pneumopathie, laryngite aiguë, angine, otite aiguë,
- *la fonction circulatoire :* hémorragie externe,
- *la fonction digestive* : vomissements, diarrhée aiguë, constipation, déshydratation,
- *la fonction urinaire* : infection urinaire, glomérulonéphrite,
- *la fonction locomotrice* : luxation congénitale de la hanche, malformation des pieds,
- *les traumatismes courants,*
- *les affections neurologiques* : convulsions, méningites, myopathie...
- *les affections de la peau et des muqueuses* : dermatoses, stomatites, muguet, conjonctivites, parasitoses,
- *les maladies infectieuses* : maladies éruptives et non éruptives,
- *les affections psychiatriques* : névrose, psychose, anorexie, boulimie, autisme,
- *les affections chirurgicales* : appendicite, hernie, torsion de testicule, invagination intestinale aiguë, occlusion intestinale aiguë, sténose du pylore,
- *les affections diverses* : mucoviscidose, diabète, rachitisme, hypotrophie, mort subite,
- *l'oncologie... ;*
- *les gestes d'urgence* (les élèves doivent présenter l'attestation des gestes et secours d'urgence pour la validation de ce module) ;

– *des soins autour de la naissance* : prise en charge du nouveau-né et de sa mère pendant leur séjour à la maternité, les situations particulières (naissance d'un enfant prématuré, naissance d'un enfant en situation de handicap), les notions législatives et la réglementation (filiation, autorité parentale, prestations...) ;

– *des soins palliatifs et l'accompagnement en fin de vie ;*

– *des notions de pharmacologie ;*

– *de la douleur chez l'enfant ;*

– *des outils infirmiers* : la démarche de soins, les protocoles de soins, les transmissions ciblées.

SAVOIRS PRATIQUES

Ces savoirs pratiques sont réalisés en collaboration avec l'infirmière, la puéricultrice, la sage-femme :

– *adaptation des soins de la vie courante* à l'état d'altération de la santé de l'enfant et installation de l'enfant dans une position confortable en lien avec sa pathologie ;
– *surveillance du nouveau-né* : adaptation à la vie extra-utérine ;
– *surveillance de l'enfant porteur de dispositifs médicaux ou d'appareillages* (enfant porteur d'attelle, de plâtre, de traction, de drains, mis sous perfusion, sous dialyse ou sous oxygénothérapie, en milieu stérile, ayant une alimentation entérale) ;
– *surveillance et renouvellement d'une vessie de glace et actions pour réchauffer l'enfant* ;
– *surveillance des régimes alimentaires* ;
– *évaluation de la douleur* ;
– *pratiques professionnelles* :
  • aide à la prise de médicaments sous forme non injectable,
  • surveillance, réalisation, renouvellement des pansements non médicamenteux,
  • soins à l'enfant porteur d'entérostomie cicatrisée,
  • administration d'un aérosol non médicamenteux,
  • pose de collecteurs externes,
  • recueil des données biologiques des urines par lecture instantanée,
  • détection et réalisation des soins pour les parasitoses externes,
  • prévention et soins des escarres,
  • réalisation des soins de bouche non médicamenteux,
  • aide à la mobilisation,
  • préparation de l'enfant en vue d'une intervention,
  • préparation de la chambre de l'enfant pour le retour du bloc opératoire ;
– *hygiène et entretien du matériel* :
  • entretien et désinfection des incubateurs,
  • préparation et entretien du chariot de soins,
  • préparation, rangement, nettoyage du matériel.

Niveau d'acquisition et limites d'exigence

Les connaissances concernant les pathologies les plus courantes sont en lien avec les soins réalisés. Les règles d'hygiène, de sécurité, de confort et d'économie de matériel sont rappelées dans l'apprentissage de chaque soin.

Les conditions réglementaires du travail en collaboration avec l'infirmière, la puéricultrice ou la sage-femme sont rappelées lors de l'apprentissage de chaque soin.

L'apprentissage d'une dextérité manuelle ne doit pas faire oublier la prise en compte des besoins de l'enfant.

La contribution de l'auxiliaire de puériculture dans la démarche de soins est clarifiée.

Évaluation

LA MISE EN SITUATION PROFESSIONNELLE

La MSP du module 3 se déroule en fin de formation, sous le contrôle de la Direction départementale des affaires sanitaires et sociales.

L'épreuve est notée sur 30 points :

- 10 points pour la participation à la démarche de soins ;
- 20 points pour la réalisation du soin.

Le module est validé si le candidat obtient une note égale ou supérieure à 15 sur 30, sans note inférieure à 8 sur 20 à la réalisation du soin.

La validation du module 3 nécessite également l'obligation d'attestation de formation aux gestes et soins d'urgence de niveau 2 ou d'un équivalent reconnu par le ministère chargé de la santé.

COMPOSITION DU JURY

Le nombre d'examinateurs de cette mise en situation professionnelle du module 3 est de 3 personnes :

- une puéricultrice, enseignante permanente dans un institut de formation d'auxiliaires de puériculture ou dans un institut de formation de puéricultrices ou dans un institut de formation en soins infirmiers ;
- une auxiliaire de puériculture ;
- une puéricultrice ou une infirmière ou une sage-femme ou un éducateur de jeunes enfants ou un cadre de santé.

Les deux derniers membres doivent justifier d'une expérience professionnelle d'au moins 3 ans et exercer au sein de la structure dans laquelle se déroule la mise en situation professionnelle.

MODULE 3

Sujets d'entraînement

SUJET 1 Mise en situation professionnelle en pédiatrie

Nous vous présentons ci-après une mise en situation professionnelle réalisée par un élève auxiliaire de puériculture, évalué à sa troisième semaine de stage, en service de pédiatrie générale.

Il s'agit de la MSP réalisée en fin d'année et organisée par la DDASS (Direction départementale des affaires sanitaires et sociales) dont le jury est composé de 3 personnes :

- une formatrice puéricultrice d'un institut différent de celui de l'élève ;
- une auxiliaire de puériculture du service ;
- et la cadre puéricultrice du service.

De ce fait, cette MSP a été notée sur 30 points (10 pour la démarche de soins et 20 pour la réalisation du ou des soins).

La démarche de soins

1. PRÉSENTATION DE L'ENFANT

• Motif d'entrée

Julien est un garçon âgé de 12 ans hospitalisé pour hyperthermie entre 38 °C et 40 °C depuis une semaine ainsi que des douleurs abdominales. Il n'a pas eu de vomissement ni de diarrhée.

Il a été amené par ses parents aux urgences pédiatriques, situées au même étage que le service.

Julien est un garçon mince, avec des cheveux courts bruns et des yeux foncés, il pèse 39 kg 400.

Après avoir examiné Julien, le pédiatre a diagnostiqué une appendicite.

Ses paramètres à l'entrée sont :

- température : 38,8 °C ;
- TA : 11/5 ;
- EVA : 5.

• Consignes infirmières

Julien a subi une appendicectomie le jour de son arrivée, aujourd'hui il est à J2 postopératoire.

Les consignes infirmières du jour sont :

- Julien peut avoir un repas léger (soupe, compote), puisqu'il a eu des gaz hier soir ;
- il faut effectuer une surveillance de ses paramètres (température, tension artérielle, pulsations, évaluation de la douleur), au moins une fois par équipe.

• Vécu de l'hospitalisation

Julien, à l'entrée, était très serein. Il a seulement montré quelques petits signes d'angoisse au moment de partir au bloc opératoire.

C'est un garçon très calme, souriant, très coopératif et agréable avec tout le personnel.

• Environnement

Les parents de Julien sont séparés et il vit, en alternance, une semaine chez sa mère puis une semaine chez son père.

En fonction de leur disponibilité, ses parents se relaient pour être à ses côtés tout au long de la journée.

Il a un demi-frère du côté de son père, il a un lapin et un poisson rouge.

Il est en 5e générale, il aime beaucoup l'informatique ainsi que les jeux vidéo.

Il joue aussi très souvent au football avec ses amis et songe à s'inscrire dans un club.

• Devenir de julien

- *À court terme :* entre 16 h et 17 h, Julien recevra la visite du médecin qui fera le point avec lui sur l'évolution de son hospitalisation. À 18 h 30, heure du repas, Julien pourra manger tout en respectant le régime alimentaire prescrit. À 20 h, la puéricultrice, accompagnée de l'auxiliaire, viendra vérifier ses constantes.
- *À moyen terme :* son retour au domicile est prévu, si tout se passe bien, demain en fin d'après-midi.
- *À long terme :* à sa sortie de l'hôpital, Julien ne pourra pas reprendre ses activités sportives, il devra attendre un mois. Il fera sa rentrée en 4e en septembre. Julien aimerait aussi s'inscrire dans un club de football.

• Remarques du formateur

Suite à la présentation de Julien, l'élève peut en déduire les actions qui vont être mises en place, en collaboration avec la puéricultrice, afin de répondre aux besoins de Julien.

2. LES BESOINS FONDAMENTAUX DE JULIEN

BF	Habitudes de vie	Observations	Actions	Résultats
Communiquer	– La langue maternelle de Julien est le français – C'est un enfant sociable qui aime beaucoup le contact – Julien est souriant et de bonne humeur	– Il communique bien avec toute l'équipe – Julien écoute et est attentif à ce qu'on lui dit – Ses parents se relaient à son chevet jour et nuit	– Mettre Julien en confiance, être à son écoute – Utiliser un langage simple et adapté – Accompagner ses parents et les valoriser dans leur rôle – Solliciter son attention lors des soins – Répondre à ses demandes – Anticiper verbalement et lui expliquer ce qu'on fait lors des soins	– Très bonne relation et communication avec Julien et l'ensemble de l'équipe
Se recréer apprendre s'occuper en vue de se réaliser *Perturbé*	– Pour se détendre Julien aime beaucoup l'informatique ainsi que les jeux vidéo – Il joue aussi très souvent au football avec ses amis et songe à s'inscrire dans un club – Il est en 5e générale au collège	– Pendant son séjour Julien joue souvent à sa console de jeux vidéo – Il participe et répond de manière favorable aux activités proposées	– Lui proposer des jeux, des fiches de travail, des cassettes vidéo – Répondre à ses demandes – Expliquer les soins à Julien et à ses parents, si possible les faire participer	– Julien semble épanoui

BF	Habitudes de vie	Observations	Actions	Résultats
Éviter les dangers	– Julien est à jour de ses vaccinations – Julien est un enfant calme qui n'adopte pas de comportement à risques (ne consomme ni alcool, ni tabac)	– Les locaux et matériels sont adaptés – Julien n'est pas un enfant turbulent, il respecte les consignes	– Se laver les mains pour éviter la transmission des germes – Prévenir les infections nosocomiales en respectant les protocoles du service (port de la sur blouse par ex.) et en appliquant les règles d'hygiène – Faire l'entretien et l'hygiène de l'environnement	– Julien n'a plus d'hyperthermie
Se mouvoir/ maintenir une bonne posture *Perturbé*	– Julien aime pratiquer une activité physique et sportive de façon régulière	– Julien se remet doucement de l'opération qu'il a subie et passe beaucoup de son temps alité	– Ne pas faire à sa place ce qu'il peut faire seul afin de maintenir ses acquis – Être disponible pour l'aider en cas de besoin – Surveiller sa plaie opératoire (écoulement, rougeur…)	– Julien participe à sa mobilisation, reste alité, va très peu au fauteuil
Boire et manger *Perturbé*	– Julien n'a aucune allergie ou intolérance alimentaire, aucune aversion. Aucun régime alimentaire spécifique ou volontaire – Il a bon appétit – Il prend ses repas en famille de façon conviviale	– Julien est à J2 postopératoire, il va avoir une reprise alimentaire légère	– Surveiller lors des repas que ce qu'on lui propose soit adapté à son régime alimentaire – Transmettre à la puéricultrice sa prise alimentaire	– Julien a bien mangé, il ne s'est pas plaint de douleurs

BF	Habitudes de vie	Observations	Actions	Résultats
Dormir/ se reposer	– À la maison, Julien dort dans une chambre individuelle – Il a un bon rythme de sommeil, pas d'habitudes d'endormissement particulières	– Julien semble bien dormir et se reposer dans le service	– Surveiller que le service reste calme pendant la nuit et que son voisinage ne fait pas trop de bruit – Respecter son sommeil et ses temps de repos en regroupant les soins	– A bien dormi cette nuit : de 22 h à 7 h, ne s'est pas réveillé de la nuit
Se vêtir/ se dévêtir	– Julien porte des vêtements adaptés à sa physionomie, il n'a pas de goûts vestimentaires particuliers	– Julien porte des vêtements propres et personnels	– Lui proposer de choisir ses vêtements et respecter son choix – L'aider à s'habiller si besoin	– Julien s'habille seul depuis ce matin
Maintenir une bonne température	– Julien est frileux et craint la chaleur – Depuis 5 ans, chaque année, Julien a des épisodes d'hyperthermie qui dure en moyenne une dizaine de jours	– Julien est habillé en fonction de la température ambiante	– Prendre sa température auriculaire 3 fois par jour (en cas d'hyperthermie, le découvrir, l'hydrater et prévenir la puéricultrice ou l'IDE) – Surveiller la coloration de sa peau et repérer les signes d'hyperthermie – Transmettre par écrit et à l'oral à la puéricultrice	– Température de ce matin à 7 h, 37,3 °C
Être propre/ protéger ses téguments	– Julien prend une douche tous les matins	– Ce sont ses parents qui s'occupent de la toilette de Julien chaque matin	– Proposer aux parents de les aider s'ils le souhaitent – Surveillance de l'état cutané	– Sa toilette a été faite ce matin à 8 h par sa maman – Julien ne présente aucune altération cutanée

▶

BF	Habitudes de vie	Observations	Actions	Résultats
Éliminer *Perturbé*	– Julien est continent et a une selle par jour habituellement	– Comme il exprime encore de la difficulté à se déplacer seul, Julien demande l'aide de ses parents pour se rendre aux toilettes – En raison de son régime alimentaire, Julien ne va pour l'instant pas à la selle, il a eu des gaz hier	– Surveiller la reprise du transit de Julien et transmettre par oral et par écrit – Transmissions écrites et orales si besoin	– Julien n'a pas eu de selles depuis l'intervention
Agir selon ses croyances et ses valeurs	– Julien et ses parents sont catholiques mais non pratiquant	– Ils n'ont pas fait de demandes ou souhaits particuliers	– Respecter les demandes de Julien et de ses parents	
Respirer	– Julien ne fume pas, ainsi que ses parents – Il n'a aucun antécédent respiratoire	– Julien n'exprime aucune plainte ou difficultés à respirer – Il a une bonne coloration de la peau et des téguments	– Surveiller la coloration de la peau et repérer si gêne respiratoire (bruit respiratoire, hypercapnie...)	– Julien ne présente aucun problème respiratoire

➤ Remarques du formateur

Pour prendre en charge un enfant, il est important de connaître les habitudes de vie de l'enfant et de sa famille et ainsi de mieux satisfaire ses besoins en individualisant les soins.

SUJET 2 Mise en situation professionnelle en institut médico-éducatif

Cette mise en situation professionnelle a été réalisée à la 4e semaine de stage de l'élève auxiliaire de puériculture. Le jury était composé de la formatrice dont dépend l'élève et de l'auxiliaire du service. La notation était sur 20 points (8 à la démarche de soins et 12 à la réalisation du soin).

Cet institut médico-éducatif présente plusieurs services ; celui dont dépendait l'élève accueille des enfants de 6 à 15 ans en internat.

La démarche de soins

1. PRÉSENTATION DE L'ENFANT

Adeline est une adolescente de 15 ans qui vit dans cet institut médico-éducatif depuis 7 ans.

Elle est interne et n'a pas de possibilités de sorties à domicile.

- **Histoire de l'adolescente**

Adeline présente un polyhandicap post-anoxique avec des troubles psychotiques. Elle est dépendante pour tous les gestes de la vie quotidienne et présente une myopie non corrigée car elle ne supporte pas les lunettes.

Adeline est une enfant calme, souriante, qui supporte bien ses appareillages.

Elle est très ritualisée, elle a bien repéré tous les différents lieux de l'institution.

Elle exprime quelques émotions, pleure à saturation.

- **Appareillages et traitement**

Elle porte des appareillages jour et nuit :

- un corset sur son fauteuil roulant manuel ;
- un corset body pour la nuit ;
- des attelles pédieuses pour la journée ;
- des attelles cruro-jambières en abduction au lit ;
- une coquille de verticalisation utilisée 3 fois par semaine.

Son traitement est :

- un veinotonique le matin ;
- des myorelaxants 3 fois par jour ;
- un neuroleptique matin et soir ;
- un protecteur gastrique le soir.

- **Environnement familial**

Adeline est issue d'un milieu familial en difficulté, il y a un suivi par l'ASE (aide sociale à l'enfance) depuis 4 ans.

Ses parents sont séparés, le papa est très peu présent et sa maman lui rend une visite mensuelle ; suite à un jugement en octobre dernier, une visite a été rendue obligatoire pour le bien de l'enfant qui manifeste son contentement lors de cette visite.

Adeline a deux frères qui sont placés et qui ne lui ont jamais rendu visite.

- **Projet de vie**

Le projet de vie d'Adeline dans l'institution est de maintenir ses acquis, elle se rend à la piscine et à des ateliers de sons avec un orthophoniste.

2. LES BESOINS FONDAMENTAUX D'ADELINE

Besoins	Habitudes de vie/ observations	Actions de l'AP/ évaluations
Être propre, soigné et protéger ses téguments	– Adeline bave beaucoup, mouille ses vêtements, ses cheveux, son cou, son visage et ses mains – Elle est sensible au niveau des différents points d'appui (surtout les malléoles) – Sa maman a demandé qu'on lui laisse pousser ses cheveux	– Effectuer sa toilette complète le matin sur un chariot douche – Lui brosser les dents – Lui changer son tee-shirt si mouillé (lui mettre des bavoirs si possible) – Lui essuyer régulièrement les mains et le visage
Éliminer	– Adeline est incontinente, elle porte des couches jour et nuit – Elle est pubère depuis juillet l'an passé	– Changer sa couche régulièrement et chaque fois que nécessaire – Surveiller et transmettre à la puéricultrice le transit d'Adeline et signaler ses règles
Se mobiliser	– Adeline ne marche pas, ne se tient pas debout – Elle se mobilise dans son lit, peut s'asseoir en s'accrochant aux barrières du lit, se tourne sur le côté – Elle tient assise soutenue, tient sa tête – Elle mobilise mieux son bras gauche, elle a des gestes volontaires et involontaires, elle attrape et manipule des objets adaptés – Elle porte des corsets et des attelles (jour et nuit)	– Veiller à une bonne installation dans son fauteuil et dans ses appareillages – Lui proposer des manipulations, l'aider dans ses gestes
Boire et manger	– Adeline a une déglutition primaire c'est-à-dire qu'elle tête la cuillère – Elle a une alimentation mixée car elle n'a pas de mastication, elle boit au verre – Elle tousse régulièrement pendant le repas – Elle ouvre la bouche à l'approche de la cuillère	– Surveiller Adeline pendant le repas car risque de fausse route, adapter le rythme du repas en fonction d'Adeline – Demander à l'infirmière ses médicaments pour les lui donner au cours du repas

▶

Besoins	Habitudes de vie/ observations	Actions de l'AP/ évaluations
Éviter les dangers	– Adeline a des barrières au lit et un entourage en mousse – Elle fait des otites à répétition – Elle a une peau très fragile	– Vérifier la sécurité du lit (barrière, mousses de protection) – Au fauteuil, lui mettre les ceintures de sécurité – Vérifier la bonne installation de ses attelles, vérifier régulièrement son état cutané
Communiquer	– Adeline a son propre mode de communication : elle crie, grogne, glousse – Elle manifeste quelques émotions : pleure, rit, sourit – Elle attrape la main et le bras, elle a des regards attentifs – Elle sursaute aux cris et aux bruits soudains – Elle porte peu d'intérêt pour ses pairs	– Lui parler, la nommer, la toucher, la regarder... – Verbaliser toutes nos actions, la prévenir d'un geste qui pourrait la surprendre
Se vêtir, maintenir sa température	– Adeline a ses vêtements personnels, fournis par sa famille et entretenus par le centre – Elle porte des chaussures orthopédiques et un tee-shirt fin pour la nuit	– Adapter ses vêtements à ses activités – Vérifier si confort (chaleur, plis des vêtements dans les attelles...) – Lui mettre le tee-shirt de la nuit à l'envers pour éviter de la blesser avec les coutures
Dormir et se reposer	– Adeline a des nuits agitées ou calmes, en alternance – Elle ne dort pas à la sieste – Ses horaires de coucher sont : l'après-midi de 13 h à 15 h, le soir de 20 h à 7 h 30	– Lui installer un traversin sous les talons au lit et veiller à une bonne installation des appareillages
Se récréer	– Adeline suce son pouce ou ses doigts – Elle apprécie la danse, le rythme – Elle apprécie quand on vient la voir dans son lit – Elle aime les promenades et écouter des CD	– Lui chanter des chansons, des comptines, danser avec elle – Lui mettre son CD préféré dans sa chambre pour la relaxer
Apprendre	– Adeline apprécie la musique et les sons – Elle montre de l'intérêt, peut sembler concentrée – Elle aime explorer, manipuler, goûter	– Nommer nos actions et les parties de son corps – La stimuler par la parole, le toucher...

▶

Besoins	Habitudes de vie/ observations	Actions de l'AP/ évaluations
Se réaliser	– Adeline attend les visites de sa maman – Elle est bien intégrée au groupe et à l'équipe pluridisciplinaire	– L'interpeller – L'intégrer au groupe lors des activités
Respirer	– Rien de particulier, respiration régulière, pas d'écoulement nasal	– Vérifier l'état de propreté du nez

➤ Remarques du formateur

Au travers de cette démarche de soins, on prend conscience de l'importance de connaître l'histoire et les habitudes de vie de l'enfant dans ses moindres détails pour effectuer des actions adaptées et personnalisées. En IME, encore plus qu'ailleurs, la prise en charge de l'enfant porteur de handicap doit être constamment revisitée et individualisée.

SUJET 3 Mise en situation professionnelle en néonatologie

Cette mise en situation professionnelle a été réalisée en service de néonatologie, où l'élève auxiliaire de puériculture était en stage depuis 2 semaines.

Dans ce service il y a des boxes individuels avec des incubateurs et une pièce avec 3 berceaux où les bébés sont surveillés avant de passer en chambre mère-enfant. Au centre de ces pièces se situe le poste de surveillance des puéricultrices.

Les motifs d'hospitalisation les plus fréquentes sont :

- mutation pour rapprochement familial et « élevage » ;
- RCIU (retard de croissance intra-utérin) ;
- prématurité supérieure à 32 semaines d'aménorrhée ;
- syndrome de sevrage ;
- détresse respiratoire...

L'équipe est constituée de puéricultrices et d'auxiliaires de puériculture, elles travaillent en collaboration avec un projet commun ayant pour objectif, entre autres, le soutien à la parentalité.

La démarche de soins

1. PRÉSENTATION DU NOUVEAU-NÉ

• Motif d'entrée

Mathias est un nouveau-né de deux jours né à terme, par voie basse, avec péridurale. Il a été hospitalisé pour suspicion d'infection materno-fœtale (car liquide amniotique teinté à la naissance) et retard de croissance intra-utérine (poids de naissance 2 kg 630, taille 48,5 cm, périmètre crânien 33 cm).

• Remarques du formateur

Il est important de souligner qu'il s'agit d'un retard de croissance harmonieux puisque toutes les données (taille, poids, PC) sont inférieures aux normes (taille normale : 50 cm, poids : environ 3 kg 300, PC : 35 cm). D'autre part, il s'agit d'un retard de début de grossesse (du premier trimestre) et donc beaucoup plus grave qu'une hypotrophie disharmonieuse, car elle peut être accompagnée d'une souffrance fœtale aiguë (SFA) traduisant un manque d'apports nutritifs tout au long de la grossesse.

• Traitement

Mathias reçoit de la vitamine D tous les matins pour prévenir le rachitisme et aider le calcium a se fixer sur les os.

En raison de son petit poids de naissance, Mathias a une surveillance de sa glycémie capillaire une fois par jour afin de dépister une hypoglycémie.

Mathias est installé en berceau sans scope cardiorespiratoire. Il lui avait été prescrit une antibiothérapie intraveineuse à raison de 3 injections par 24 h, mais elle a été arrêtée ce jour car les prélèvements bactériologiques réalisés à la naissance sont revenus négatifs.

- **Vécu de l'enfant**

Mathias est très calme, il dort beaucoup, il faut le réveiller et le stimuler pour les tétées.

- **Environnement familial**

Sa maman a 25 ans et son papa 24 ans, Mathias est leur premier enfant.

Un suivi PMI a été mis en place en raison du petit poids de naissance de Mathias et suite à des remarques de la maman évoquant des violences conjugales. La maman vient régulièrement rendre visite à Mathias pour l'allaiter. Ce matin, Mathias sera installé en chambre mère-enfant avec sa maman qui a eu l'autorisation de quitter le service de maternité.

Les deux parents sont fumeurs, y compris pendant la grossesse (plus de 10 cigarettes par jours).

- **Devenir**

– *À court terme :* il s'agit de surveiller la relation mère-enfant, d'établir et de soutenir le lien parents-enfant, d'aider à la mise en route de l'allaitement maternel.
– *À moyen terme :* la sortie de Mathias se fera lorsque la courbe de poids de Mathias montrera une ascension.
– *À long terme :* Mathias sera gardé par sa maman et une puéricultrice de PMI passera à son domicile pour soutenir les parents dans leur rôle.

2. LES BESOINS FONDAMENTAUX DE MATHIAS

L'élève dans la présentation des besoins fondamentaux de Mathias a fait le choix de regrouper certains besoins afin d'éviter des redites lors de son exposé oral.

Besoins fondamentaux	Observations/habitudes de vie	Actions AP/évaluations
Éviter les dangers	– Le lien mère-enfant est fragile du fait de la séparation et des antécédents de dépression chez la maman – Le comportement agressif du papa envers sa compagne est un élément à surveiller – Les parents de Mathias fument	– Faire des visites régulières dans la chambre afin de soutenir les parents et prévenir leurs éventuelles difficultés – Transmettre toutes les observations par écrit et oralement à la puéricultrice – Conseiller aux parents de fumer à l'extérieur de l'appartement et ne pas fumer en présence de Mathias

Besoins fondamentaux	Observations/habitudes de vie	Actions AP/évaluations
Boire et manger	– Mathias réclame le sein depuis peu, il tète bien selon sa maman qui signale des douleurs au niveau du mamelon lors de la prise en bouche – Mathias tète à la demande	– Vérifier la bonne prise du mamelon et la succion, afin d'éviter des crevasses – Montrer à la maman les différentes positions possibles pour allaiter (allongée, assise au fauteuil, en ballon de rugby...) – Peser Mathias tous les matins (poids du jour : 2 kg 460, perte physiologique moins de 10 % de son poids de naissance) – Conseiller à la maman de fumer à distance des tétées afin de limiter le passage de la nicotine dans le lait maternel
Respirer et maintenir la température dans les limites de la normale	– Mathias n'a pas de problème respiratoire, il est à surveiller car les parents le gardent dans leur lit	– Éduquer et informer les parents sur la prévention de la mort subite du nourrisson – Surveiller la coloration et la température corporelle de Mathias régulièrement
Éliminer	– Mathias a des selles de transition (fin d'élimination du méconium)	– Vérifier que la maman effectue des changes réguliers afin de prévenir l'érythème fessier et pour le confort de Mathias – Transmettre par écrit et par oral les selles et urines de Mathias
Être propre, se vêtir et se dévêtir	– Mathias apprécie le moment du bain, période d'éveil et moment d'échange	– Demain la toilette sera montrée aux parents ainsi que les soins du cordon
Communiquer, se réaliser, apprendre	– La maman de Mathias est attentive, elle lui parle au moment des tétées	– Montrer les compétences de Mathias en matière de relation avec le monde extérieur – Verbaliser toutes nos actions auprès de Mathias – Éduquer les parents et les aider dans leur rôle

►

Besoins fondamentaux	Observations/habitudes de vie	Actions AP/évaluations
Dormir et se reposer	– Mathias est un nouveau-né qui dort beaucoup et qui ne se réveille pas toujours pour les tétées	– Respecter le sommeil de Mathias, regrouper les soins – Contrôler la prise alimentaire de Mathias et le réveiller si plus de 3 h se sont écoulées depuis la dernière tétée (important car Mathias a un petit poids) – Informer les parents sur le couchage des bébés afin de prévenir la MSN (couché à plat dos, dans une turbulette...)

➤ Remarques du formateur

Dans un service de néonatologie, l'auxiliaire de puériculture doit veiller au bon établissement du lien mère-enfant et être attentive à cette relation parfois fragile qui rencontre des difficultés pour s'instaurer. Les parents doivent faire le deuil de l'enfant imaginaire (si différent du bébé réel) et s'investir dans cette relation.

Le rôle de l'équipe soignante est d'une part d'instaurer cette relation et d'autre part de laisser la place aux parents dans les soins quotidiens pour leur enfant et de les accompagner tout le temps de l'hospitalisation.

Il faut pour cela se rendre disponible et être à l'écoute de ces parents souvent en difficulté dans la prise en charge de leur enfant.

Là encore plus qu'ailleurs, le recueil de données doit être précis, fidèle à la situation ou à la problématique familiale, afin d'établir une relation de confiance avec les parents et de répondre au mieux à leurs attentes lors de la prise en charge de leur enfant.

MODULE 4

Ergonomie

MODULE 4

Conseils méthodologiques

1 Présentation de l'épreuve du module 4 : ergonomie

Compétences

Utiliser les techniques préventives de manutention et les règles de sécurité pour l'installation et la mobilisation des personnes.

Objectifs de formation

L'élève auxiliaire de puériculture doit être capable de :

– identifier et appliquer les principes d'ergonomie et de manutention notamment lors des mobilisations, des aides à la marche, des déplacements et des transports de matériel ;
– identifier et appliquer les règles de sécurité et de prévention des risques, notamment ceux liés aux pathologies, à l'utilisation du matériel médical et aux accidents domestiques ;
– installer la personne en tenant compte de ses besoins, de sa pathologie, de son handicap, de sa douleur et des différents appareillages médicaux ;
– aménager un espace sécurisé et sécurisant pour une personne ou un groupe.

Savoirs associés

SAVOIRS THÉORIQUES

L'enseignement de ce module traite plus particulièrement :

– *le système locomoteur* : anatomie et physiologie, le mouvement ;
– *le port de charge et ses conséquences* sur l'anatomie du corps humain ;
– *les accidents dorsolombaires* ;
– *la législation et la déontologie* concernant l'isolement, la contention, la limitation des mouvements et les droits des patients ;

- *les principes et règles d'ergonomie* concernant la manutention des personnes ;
- *les différentes méthodes de manutention* ;
- *les techniques de prévention des accidents dorsolombaires* ;
- *les principes et règles de sécurité* concernant les personnes soignées : repérage des positions algiques et antalgiques ;
- *les principes et règles de rangement* selon l'accès et le stockage des produits et matériels.

SAVOIRS PRATIQUES

- ***Exercices pratiques :*** les positions et attitudes professionnelles correctes.
- ***Installation de la personne*** en fonction de son degré d'autonomie et en tenant compte de ses besoins, de sa pathologie, de son handicap, de sa douleur et des différents appareillages médicaux.
- *Mobilisation, aide à la marche, déplacements.*
- *Prévention des ankyloses et des attitudes vicieuses.*
- *Prévention des chutes.*

Niveau d'acquisition et limites d'exigence

Les conséquences du port des charges lourdes seront traitées en lien avec des lieux et des conditions d'exercice variées (matériel présent, locaux...).

Le rôle de l'auxiliaire de puériculture dans l'aide au déplacement et à la mobilisation sera précisé en liaison avec les autres professionnels.

Les règles de sécurité et les principes déontologiques seront analysés au regard des situations spécifiques.

Évaluation

Pour évaluer ce module, il s'agit d'une épreuve pratique qui se déroule :
- en salle de travaux pratiques à l'institut ;
- ou en structure de soins ;
- ou dans un établissement d'accueil de la petite enfance.

Cette épreuve est notée sur 20 points et sa validation s'obtient avec une note supérieure ou égale à 10 sur 20.

Les critères de résultat attendu sont :
- les activités d'installation et de mobilisation de la personne, des aides à la marche, des déplacements et des transports par brancard sont réalisées de façon confortable et en sécurité, en tenant compte de son état, de sa pathologie éventuelle, de son degré d'autonomie et de ses besoins, ainsi que des différents appareillages médicaux ;
- le matériel est choisi de façon correcte, selon les moyens mis à disposition sur le lieu d'exercice ;
- les gestes et postures sont adaptés à l'état de santé du patient.

L'élève doit être capable de justifier son choix au niveau des gestes, des activités, des matériels et des techniques utilisés en fonction de l'état de la personne.

2 Les principes et les règles de la mobilisation

Lors de la manutention d'un enfant, le soignant doit aussi :
- respecter certains principes ;
- appliquer des règles de base spécifiques.

Les principes

La mobilisation de l'enfant repose sur un principe essentiel : préserver à la fois la santé et la sécurité du soignant et celle de l'enfant car l'une et l'autre sont interdépendantes. Par exemple, si lors d'une mobilisation, l'enfant ne se sent pas en sécurité (si le soignant est éloigné de lui ou réalise une mauvaise prise, entre autres cas possibles) ou si le soignant se positionne mal par rapport à l'enfant, cela peut engendrer un risque majeur pour les deux partenaires (chute, accident du squelette, douleur...). On peut donc résumer ainsi les interactions soignant-enfant.

INTERACTIONS SOIGNANT-ENFANT DANS LA MOBILISATION DE L'ENFANT

	(induit)	
Santé et sécurité	→→→	Confort et sécurité de l'enfant
Du soignant	←←←	

La santé et la sécurité du soignant dépendent aussi directement de l'autonomie de l'enfant et donc des efforts que devra fournir le soignant pour le mobiliser. De ce fait, on dit que :

INTERACTIONS SOIGNANT-ENFANT DANS LA MOBILISATION DE L'ENFANT

	(induit)	
L'autonomie de l'enfant	→→→	Économie d'efforts du soignant et donc préservation de sa santé

Les règles de base spécifiques à l'ergonomie

Le soignant veillera à respecter quelques règles de base spécifiques à la mobilisation des enfants. Ces règles s'adaptent aux 10 règles de base de l'ergonomie.

Rôle de l'AP

- ***Avertir*** l'enfant de la manutention qu'il va réaliser.
- ***Expliquer*** à l'enfant les gestes qu'il va devoir faire avant ou pendant la mobilisation.
- ***Le rassurer*** s'il appréhende la situation.
- S'assurer qu'il a bien compris et ***reformuler*** si nécessaire.
- Donner des consignes simples et précises à l'enfant.
- Solliciter la participation de l'enfant en fonction de son ***degré d'autonomie et de son âge.***
- Utiliser la notion de ***contrepoids.***
- Se placer toujours du côté ***inactif*** (invalide) de l'enfant.
- « ***Accompagner le transfert*** » de l'enfant (couché/assis, allongé/assis, rehaussement) en inversant ses appuis sur les ***jambes*** (ce mouvement sera détaillé pour chaque technique exposée ci-après).
- Tenir le dos droit.
- Connaître les différentes « ***prises*** » et s'y exercer régulièrement pour les effectuer efficacement.

3 La manutention des enfants

La démarche de manutention (DDM)

Une démarche de manutention a une chronologie tout comme la démarche de soin (DDS) ou d'animation (DDA). Elle peut se décomposer en plusieurs étapes.

L'INFORMATION, L'OBSERVATION ET LA RÉFLEXION

Avant d'effectuer une démarche de manutention d'un enfant, le soignant doit observer l'enfant, collecter des informations et les analyser. Il doit utiliser la méthode du QQQOCP[1].

- **Qui :** à quel enfant je dois m'adresser ?
  - Quel est son âge ?
  - Quelles sont ses capacités (physiques et intellectuelles) ?
  - Quelle est sa pathologie, son handicap ?
  - Quel est son degré d'autonomie ?
  - Pourra-t-il participer à la manœuvre ?
  - Comprendra-t-il les explications, les consignes ?
- **Quoi :** quelle manœuvre de manutention dois-je réaliser pour « tel » enfant ?
  - Est-elle prescrite ? Par qui ?

1. Comme pour la réflexion des autres démarches, il est souvent préférable de mettre le pourquoi au début de sa réflexion (même si pour un motif mnémotechnique, la formule se retient mieux sous cette forme).

- Y a-t-il des consignes écrites sur le cahier de transmission ?
- Y a-t-il des consignes orales ?
- Est-ce que je maîtrise la technique ?
- Est-elle sans danger, sans risque (pour moi et l'enfant) ?

– **Quand** dois-je la réaliser ?

- Le matin après la toilette (exemple : le lever) ?
- L'après-midi (exemple : la mise au fauteuil) ?

– **Où** dois-je intervenir ? Le soignant se questionnera sur l'environnement immédiat de l'enfant. Par exemple :

- quels objets (ou matériel) peuvent gêner la manœuvre ?
- quels objets (ou matériel) de la chambre peuvent être utilisés (alèse, têtière, etc.) ?

– **Comment** réaliser cette manœuvre ?

- Dois-je la réaliser seul ?
- Dois-je faire appel à une aide humaine (un collègue) ou rechercher une aide technique (potence, canne) et laquelle ?

– **Pourquoi** réaliser cette manœuvre ?

- Quel est son objectif ?
- Quel est son intérêt pour le patient ?

La préparation à l'action

La préparation de la manœuvre de manutention sera de deux ordres :

– ***matérielle*** puisque le soignant doit regrouper tout le matériel utile à la manœuvre, par exemple, alèses, aides techniques diverses (potence…) ;

– ***humaine*** car le soignant doit se préparer à l'action et cette préparation se fait au lit de l'enfant. L'enfant est également concerné. Le soignant va expliquer l'intérêt de la manœuvre à l'enfant et s'il juge qu'il a les capacités pour participer à la manœuvre il lui montre les gestes à effectuer et il lui explique le but à atteindre. Il adopte la « position de départ » et repère la « prise » la mieux adaptée. L'enfant écoute les explications données par le soignant et pose des questions ; en fonction des consignes données par le soignant il se prépare à coordonner ses gestes à ceux du soignant. Il adopte aussi la « position de départ ».

L'action ou manutention

Le soignant réalise la manœuvre de manutention selon une technique (ou protocole) précise, adaptée à la situation. Il veillera à respecter les principes et les règles de l'ergonomie.

La confirmation ou la correction de la position

Le soignant doit demander à l'enfant si la position qui vient d'être choisie lui convient, si elle est confortable, non douloureuse et, dans le cas d'une réponse négative, il doit immédiatement procéder à une correction de la position.

MODULE 4

Sujets d'entraînement

SUJET 1 Les différentes techniques de manutention

La prise en charge d'un enfant nécessite, au cours de la journée, un certain nombre de mobilisations dans son lit ou dans son environnement proche (lever, mise au fauteuil, aide à la marche, transfert d'un lieu à un autre).

Chaque démarche de manutention évoquée ci-dessous sera décomposée selon les quatre étapes vues dans la partie précédente.

➤ Question 1

Alix (âgée de 5 mois) est allongée sur le dos sur le tapis de sol. Elle pleure. Vous la prenez dans vos bras.

> ***Situation*** *: il s'agit d'une situation que l'AP rencontre souvent en crèche.*
> ***Objectif*** *: il s'agit pour l'AP de protéger son dos puisqu'elle va porter un enfant d'environ 7 kg.*

➤ Question 2

Vous devez vous installer pour administrer un goûter à Thomas (âgé de 5 mois) après son installation dans un baby relax au lever de la sieste.

> ***Situation*** *: il s'agit d'une situation que l'AP rencontre souvent en crèche.*
> ***Objectif*** *: il s'agit pour l'AP de protéger son dos puisqu'elle va porter un enfant d'environ 6,5 kg.*

➤ Question 3

Coline (âgée de 9 mois) est couchée dans son lit à barreaux. Vous devez l'installer sur la table de change. Comment procédez-vous ?

> ***Situation*** *: il s'agit d'une situation que l'AP rencontre souvent en crèche.*
> ***Objectif*** *: il s'agit pour l'AP de protéger son dos puisqu'elle va porter un enfant d'environ 9 kg.*

➤ Question 4

Romain (âgé de 12 mois) est dans son lit, il veut faire une activité au sol, vous vous installez à son niveau pour jouer avec lui.

> ***Situation*** *: il s'agit d'une situation que l'AP rencontre souvent en crèche.*
> ***Objectif*** *: il s'agit pour l'AP de protéger son dos puisqu'elle va porter un enfant d'environ 10 kg.*

➤ Question 5

Vous aidez Anna (âgée de 2 ans) à faire sa toilette et vous lui changez la couche.

> ***Situation*** *: il s'agit d'une situation que l'AP rencontre souvent en crèche.*
> ***Objectif*** *: il s'agit pour l'AP de protéger son dos puisqu'elle va accompagner (ou porter) un enfant d'environ 12 kg.*

➤ Question 6

Vous accompagnez Eliette (âgée de 3 ans) et Chloé (âgée de 2 ans et demi) pour prendre leur déjeuner à la crèche.

> ***Situation*** *: il s'agit d'une situation que l'AP rencontre souvent en crèche.*
> ***Objectif*** *: il s'agit pour l'AP de protéger son dos puisqu'elle va accompagner deux enfants de 2 à 3 ans d'environ 12 et 14 kg.*

➤ Question 7

Vous travaillez en maternité et vous installez Jules (âgé de 3 jours) au sein de sa maman qui est en position allongée.

> ***Situation*** *: il s'agit d'une situation que l'AP rencontre souvent en maternité.*
> ***Objectif*** *: il s'agit pour l'AP de protéger son dos puisqu'elle va porter un enfant d'environ 3 kg.*

➤ Question 8

Vous travaillez en maternité et vous installez Anémone (âgée de 3 jours) au sein de sa maman qui est assise dans son lit.

> ***Situation*** *: il s'agit d'une situation que l'AP rencontre souvent en maternité.*
> ***Objectif*** *: il s'agit pour l'AP de protéger son dos puisqu'elle va porter un enfant d'environ 3 kg.*

➤ Question 9

Vous travaillez en maternité et vous allez donner le biberon à Titouan (âgé de 3 mois). Il est couché dans son lit à barreaux.

> ***Situation*** *: il s'agit d'une situation que l'AP rencontre souvent en maternité.*
> ***Objectif*** *: il s'agit pour l'AP de protéger son dos puisqu'elle va porter un enfant d'environ 4,5 kg.*

➤ Question 10

Vous aidez Stéphanie (âgée de 7 ans) à passer du lit au fauteuil roulant. Elle est atteinte d'un Spina bifida en dorsal. Elle est donc paraplégique. Elle porte une sonde urinaire. Elle peut participer.

Situation *: il s'agit d'une situation que l'AP rencontre souvent à l'hôpital.* ***Objectif*** *: il s'agit pour l'AP de protéger son dos puisqu'elle va accompagner un enfant d'environ 25 kg.*

➤ Question 11

Vous aidez Maxime (âgé de 10 ans), qui a une attelle à la jambe droite, à passer du lit au fauteuil. Le médecin a interdit l'appui sur la jambe droite. Il a appui sur la jambe gauche et peut participer.

Situation *: il s'agit d'une situation que l'AP rencontre souvent à l'hôpital.* ***Objectif*** *: il s'agit pour l'AP de protéger son dos puisqu'elle va accompagner un enfant d'environ 35 kg.*

➤ Question 12

Vous recouchez Fabien (âgé de 12 ans) porteur d'une perfusion au bras droit, après la toilette au lavabo. Il veut voir un film à la télévision.

Situation *: il s'agit d'une situation que l'AP rencontre souvent à l'hôpital.* ***Objectif*** *: il s'agit pour l'AP de protéger son dos puisqu'elle va accompagner un enfant d'environ 40 kg.*

➤ Question 13

Vous aidez Sébastien (âgé de 12 ans) qui a une attelle à la jambe gauche, à passer du fauteuil au lit. Le médecin a interdit l'appui sur la jambe gauche. Il a appui sur la jambe droite et peut participer.

Situation *: il s'agit d'une situation que l'AP rencontre souvent à l'hôpital.* ***Objectif*** *: il s'agit pour l'AP de protéger son dos puisqu'elle va accompagner un enfant d'environ 40 kg.*

➤ Question 14

Vous aidez Nicolas (âgé de 12 ans, IMC) à passer du lit au fauteuil roulant. Il peut prendre appui sur ses membres inférieurs mais ne peut pas marcher. Il présente des mouvements mal contrôlés des membres supérieurs.

Situation *: il s'agit d'une situation que l'AP rencontre souvent à l'hôpital.* ***Objectif*** *: il s'agit pour l'AP de protéger son dos puisqu'elle va accompagner un enfant d'environ 40 kg.*

➤ Question 15

Vous aidez Arthur (âgé de 18 ans) à se redresser dans son fauteuil roulant. Il est atteint de dystrophie musculaire de Duchenne. Il porte une arthrodèse.

Situation *: il s'agit d'une situation que l'AP rencontre souvent à l'hôpital.*
Objectif *: il s'agit pour l'AP de protéger son dos puisqu'elle va rehausser un jeune adulte de 18 ans (pesant environ 58 kg).*

➤ Question 16

Vous changez les bandes de fixation de Baptiste (âgé de 8 mois) et vous lui massez les jambes. Il a une traction verticale dans son lit orthopédique.

Situation *: il s'agit d'une situation que l'AP rencontre souvent en orthopédie.*
Objectif *: il s'agit pour l'AP de protéger son dos puisqu'elle va accompagner un enfant d'environ 8 kg.*

➤ Question 17

Vous faites la toilette de Thibaut (âgé de 10 mois). Il a une traction horizontale dans son lit orthopédique.

Situation *: il s'agit d'une situation que l'AP rencontre souvent en orthopédie.*
Objectif *: il s'agit pour l'AP de protéger son dos puisqu'elle va porter un enfant d'environ 9 kg.*

➤ Question 18

Vous devez nettoyer une chambre après la sortie du patient à l'hôpital.

Situation *: il s'agit d'une situation que l'AP rencontre souvent à l'hôpital.*
Objectif *: il s'agit pour l'AP de protéger son dos puisqu'elle va porter du matériel et elle va se baisser souvent.*

➤ Question 19

Vous devez ranger la réserve du service de pédiatrie à l'hôpital.

Situation *: il s'agit d'une situation que l'AP rencontre souvent à l'hôpital.*
Objectif *: il s'agit pour l'AP de protéger son dos puisqu'elle va porter du matériel et elle va se baisser souvent.*

➤ Question 20

Vous devez préparer et ranger le chariot pour la distribution des repas dans le service de pédiatrie à l'hôpital.

Situation *: il s'agit d'une situation que l'AP rencontre souvent à l'hôpital.*
Objectif *: il s'agit pour l'AP de protéger son dos puisqu'elle va porter du matériel et elle va se baisser souvent.*

➜ Corrigés

➤ Question 1

Étape 1 Information Observation Réflexion	***S'informer*** L'AP s'informe (pourquoi elle pleure ?) ***Observer*** L'AP observe l'enfant (5 mois, environ 7 kg, quelles sont ses capacités ? L'enfant peut maîtriser sa tête) et l'environnement (l'enfant est allongé par terre sur le tapis de sol) ***Réfléchir*** L'AP réfléchit à la sécurité et au confort de l'enfant mais aussi aux siens L'AP fera la manœuvre seule
Étape 2 Préparation	***Consignes de l'AP à l'enfant*** L'AP lui parle et l'avertit du soin (appeler l'enfant par son prénom) ***Préparation de l'AP*** Se positionner à côté de l'enfant Adopter la PUS (Position universelle de sécurité)
Étape 3 Actions	***Gestes de l'enfant*** À 5 mois l'enfant peut tendre les bras et peut parfois se retourner ***Gestes de l'AP*** L'AP se met à genoux à côté de l'enfant 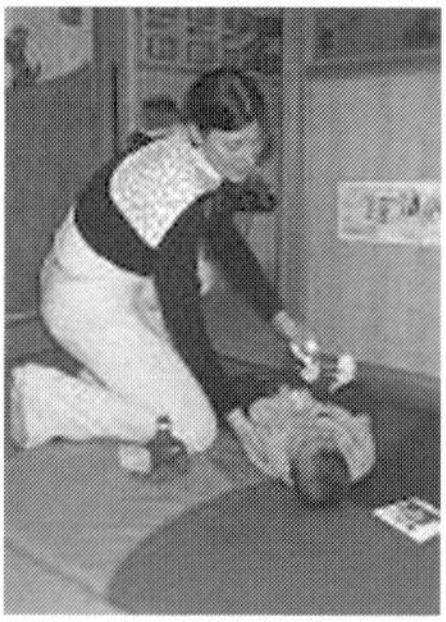 L'AP le prend sous les bras et le porte près d'elle pour le calmer L'AP plie un genou et se lève L'AP a les pieds écartés à la largeur des épaules (PUS)
Étape 4 Confirmation /correction	L'AP veille à la sécurité de l'enfant

➤ Question 2

Étape 1 Information Observation Réflexion	***S'informer*** Quelles sont les consignes reçues ? (Donner le goûter dans un baby-relax) ***Observer*** L'AP observe l'enfant (5 mois, environ 6,5 kg) ***Réfléchir*** L'AP réfléchit à la sécurité et au confort de l'enfant mais aussi aux siens L'AP fera la manœuvre seule
Étape 2 Préparation	***Consignes de l'AP à l'enfant*** L'AP lui parle et le rassure ***Préparation de l'AP*** L'AP prépare le baby relax par terre L'AP se positionne à côté du lit Elle a veillé à adopter la PUS (Position universelle de sécurité)
Étape 3 Actions	***Gestes de l'enfant*** À 5 mois, il tend les bras et peut tenir sa tête ***Gestes de l'AP*** L'AP effectue une prise sous les bras pour soulever l'enfant de son lit L'AP se met à genoux pour poser l'enfant dans le baby relax L'AP attache la ceinture pour assurer la sécurité de l'enfant L'AP s'installe assise devant l'enfant pour préserver son dos tout en étant à la hauteur de l'enfant 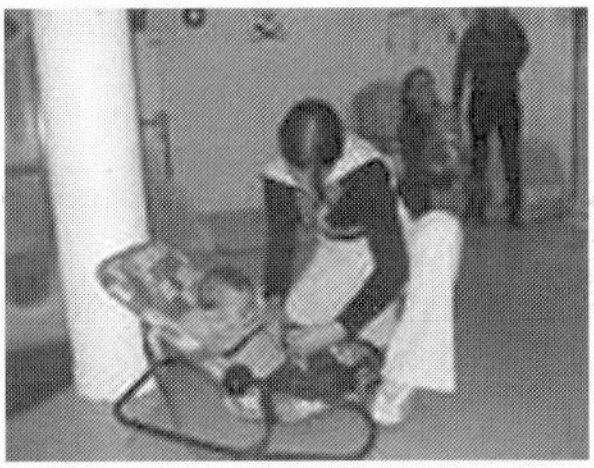 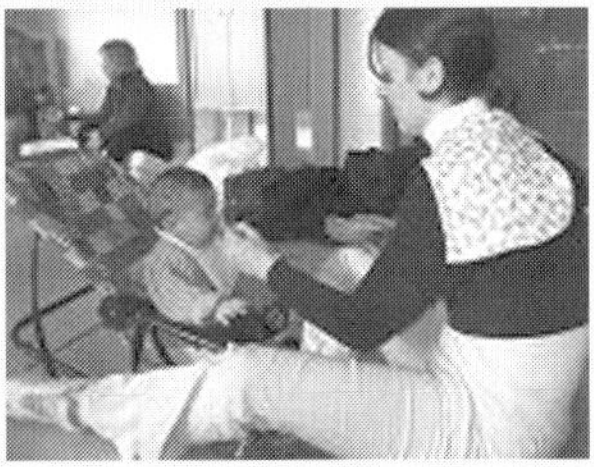
Étape 4 Confirmation /correction	L'AP veille à la sécurité de l'enfant pendant les manipulations L'AP veille à sa propre position pour éviter les mauvais gestes et protéger son dos

➤ Question 3

Étape 1 Information Observation Réflexion	***S'informer*** L'AP s'informe (quelles sont les consignes reçues ?) ***Observer*** L'AP observe l'enfant (9 mois, environ 9 kg, quelles sont ses capacités : l'enfant peut se retourner seul, peut s'asseoir) et l'environnement. (lit à barreaux, table de change) ***Réfléchir*** L'AP réfléchit à la sécurité et au confort de l'enfant mais aussi aux siens L'AP fera la manœuvre seul
Étape 2 Préparation	***Consignes de l'AP à l'enfant*** L'AP lui parle et l'avertit du soin (appeler l'enfant par son prénom) ***Actions de l'AP*** L'AP doit : Préparer le matériel pour le change Se positionner au niveau de l'enfant à côté du lit Adopter la PUS (Position universelle de sécurité) Enlever les barreaux
Étape 3 Actions	***Gestes de l'enfant*** À 9 mois, l'enfant peut tendre les bras et peut-être s'asseoir, voire se mettre debout pour certains ***Gestes de l'AP*** En position PUS, prendre l'enfant sous les bras Le soulever et le porter près de soi Le poser doucement sur la table de change (allongé sur le dos) L'AP a les cuisses (le bassin) appuyées au bord de la table de change (pour réduire l'effort dans le dos)
Étape 4 Confirmation /correction	L'AP surveille l'enfant de près et ne le quitte pas (à 9 mois l'enfant bouge beaucoup et peut tomber facilement s'il n'est pas surveillé)

➤ Question 4

Étape 1 Information Observation Réflexion	***S'informer*** L'AP s'informe (quel est le souhait de l'enfant ?) ***Observer*** L'AP observe l'enfant (12 mois, environ 10 kg, quelles sont ses capacités : s'assied seul, se retourne seul, marche à quatre pattes seul, se met débout en se tenant, fait les premiers pas) et l'environnement (l'enfant est dans son lit) ***Réfléchir*** L'AP réfléchit à la sécurité et au confort de l'enfant mais aussi aux siens L'AP fera la manœuvre seul
Étape 2 Préparation	***Consignes de l'AP à l'enfant*** L'AP lui parle et l'avertit (appeler l'enfant) ***Préparation de l'AP*** L'AP prépare (et sécurise) l'environnement Se positionne à côté de l'enfant Adopte la PUS (Position universelle de sécurité)

<table>
<tr><td>Étape 3
Actions</td><td>Gestes de l'enfant
À 12 mois, l'enfant peut tendre les bras et peut se mettre debout
Gestes de l'AP
L'AP prend l'enfant dans ses bras (l'enfant participe activement)
L'AP s'accroupit et pose l'enfant sur le tapis au sol
L'AP est à genoux (genoux posés sur le tapis pour éviter d'avoir mal) à côté de l'enfant (enfant agité) ce qui permet de se déplacer (à 12 mois, l'enfant bouge beaucoup et peut se déplacer rapidement)
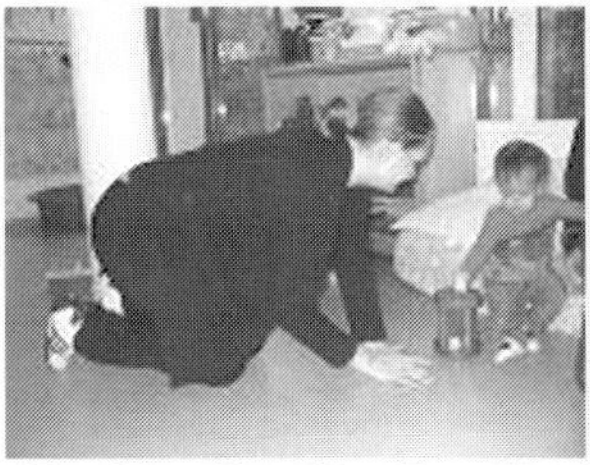 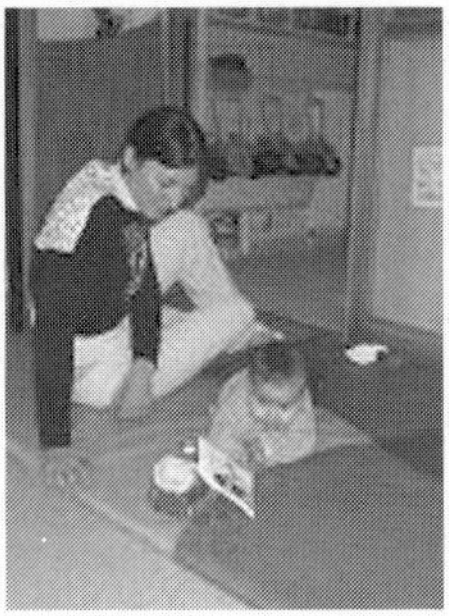
L'AP est assise à côté de l'enfant (des jeux calmes sont ici proposés)
L'enfant peut jouer seul par terre mais dans un espace sécurisé et surveillé</td></tr>
<tr><td>Étape 4
Confirmation
/correction</td><td>L'AP veille à la sécurité de l'enfant</td></tr>
</table>

➤ Question 5

<table>
<tr><td>Étape 1
Information
Observation
Réflexion</td><td>S'informer
Quelles sont les consignes reçues ? (Faire la toilette et changer la couche)
Observer
L'AP observe l'enfant (2 ans, environ 12 kg et 90 cm) et l'environnement. (dans la crèche des aménagements ont été réalisés)
Réfléchir
L'AP réfléchit à la sécurité et au confort de l'enfant mais aussi aux siens
L'AS fera la manœuvre avec l'aide de l'enfant</td></tr>
<tr><td>Étape 2
Préparation</td><td>Consignes de l'AP à l'enfant
L'AP lui parle, explique le soin et lui demande de monter le petit escalier
Préparation de l'AP
L'AP prépare le matériel pour la toilette
Adopte la PUS (Position universelle de sécurité)</td></tr>
<tr><td>Étape 3
Actions</td><td>Gestes de l'enfant
À 2 ans, l'enfant marche seul, peut monter et descendre l'escalier accompagné, peut se coucher et se lever seul
Gestes de l'AP
L'AP propose à l'enfant d'aller au WC (apprentissage de la propreté)</td></tr>
</table>

	L'AP demande à l'enfant de monter le petit escalier aménagé à côté de la table de change L'AP accompagne l'enfant pour monter (assure la sécurité) L'AP demande à l'enfant de se coucher sur le dos et de se positionner pour le change. Parfois, il peut rester debout L'AP adopte la PUS (Position universelle de sécurité) Après la toilette, l'AP demande à l'enfant de se lever et l'accompagne dans la descente de l'escalier 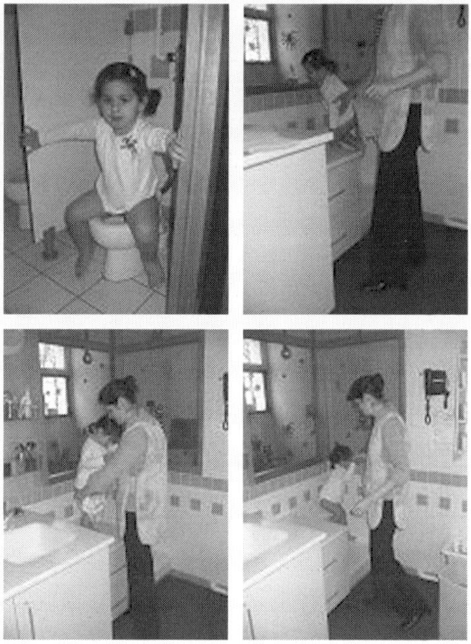
Étape 4 Confirmation /correction	L'AP veille à la sécurité de l'enfant pendant les manipulations L'AP veille à sa propre position pour éviter les mauvais gestes et protéger son dos

➤ Question 6

Étape 1 Information Observation Réflexion	***S'informer*** L'AP s'informe (quel est le souhait des enfants ?) ***Observer*** L'AP observe les enfants (2 ans et demi, environ 12,5 kg et 3 ans, environ 14 kg ; quelles sont leurs capacités : elles commencent à manger seules mais elles ont besoin d'être accompagnées) et l'environnement (les enfants sont à la crèche, il y a des petites tables et des petites chaises) ***Réfléchir*** L'AP réfléchit à la sécurité et au confort des enfants mais aussi aux siens L'AP fera la manœuvre seul

<table>
<tr><td>Étape 2
Préparation</td><td>Consignes de l'AP à l'enfant
L'AP avertit les enfants du soin
Préparation de l'AP
L'AP prépare (sécurise) l'environnement
Adopte la PUS (Position universelle de sécurité)</td></tr>
<tr><td>Étape 3
Actions</td><td>Gestes de l'enfant
À 2 ans et demi et à 3 ans les enfants peuvent s'asseoir seuls à la petite table
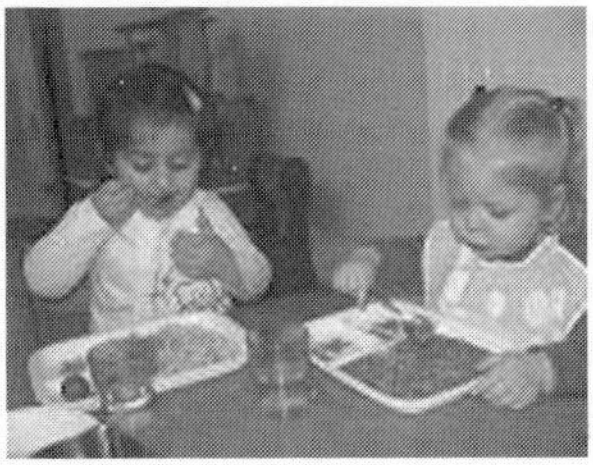
Gestes de l'AP
L'AP aide les enfants à être bien assis
L'AP s'assoit à côté sur une petite chaise pour être à la hauteur des enfants
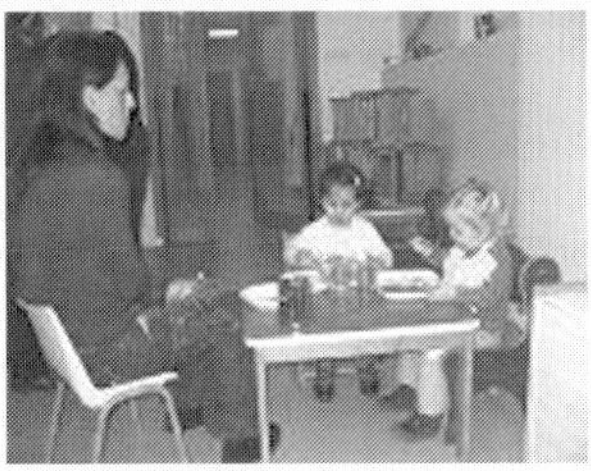
L'AP les accompagne et les encourage à manger seuls
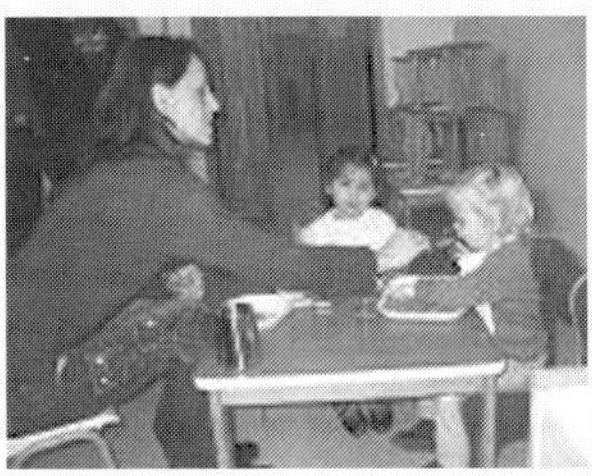</td></tr>
<tr><td>Étape 4
Confirmation
/correction</td><td>L'AP veille à la sécurité des enfants et respecte leur rythme</td></tr>
</table>

➤ Question 7

Étape 1 Information Observation Réflexion	***S'informer*** L'AP s'informe (quel est le souhait de l'enfant et de la maman ?). ***Observer*** L'AP observe l'enfant (3 jours, environ 3,300 kg, quelles sont ses capacités ?) et l'environnement (l'enfant est dans son lit, la maman est dans son lit, fatiguée) ***Réfléchir*** L'AP réfléchit à la sécurité et au confort de l'enfant, de la maman, mais aussi aux siens L'AP fera la manœuvre seul
Étape 2 Préparation	***Consignes de l'AP à l'enfant*** L'AP lui parle et avertit la maman et l'enfant ***Préparation de l'AP*** L'AP prépare la maman : met le lit à sa hauteur, l'installe confortablement un peu sur le côté (arrange le cousin, demande à la maman de préparer le sein) L'AP se positionne à côté de l'enfant Adopte la PUS (Position universelle de sécurité)
Étape 3 Actions	***Gestes de l'enfant*** À 3 jours, l'enfant ne maîtrise pas sa tête ***Gestes de l'AP*** L'AP soulève et porte l'enfant avec la prise en berceau (l'enfant ne peut tenir sa tête seul) 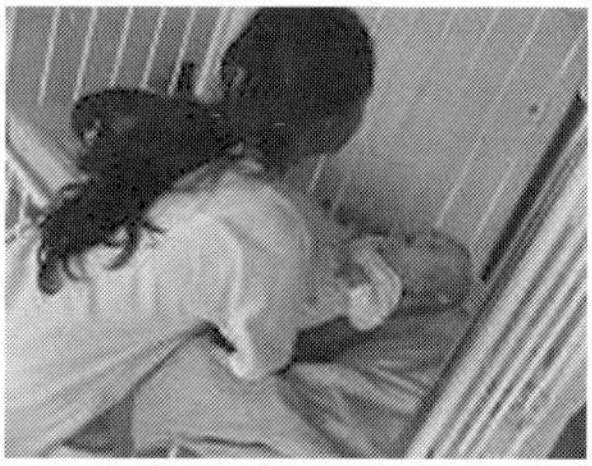 L'AP pose l'enfant dans les bras de sa maman L'enfant doit être en position semi-verticale L'AP surveille l'alimentation, conseille la maman
Étape 4 Confirmation /correction	L'AP veille à la sécurité de l'enfant et de la maman

➤ Question 8

Étape 1 Information Observation Réflexion	***S'informer*** L'AP s'informe (quel est le souhait de l'enfant et de la maman ?) ***Observer*** L'AP observe l'enfant (3 jours, environ 3,300 kg, quelles sont ses capacités ?) et l'environnement. (l'enfant est dans son lit, la maman est dans son lit, fatiguée) ***Réfléchir*** L'AP réfléchit à la sécurité et au confort de l'enfant et de la maman mais aussi aux siens L'AP fera la manœuvre seul
Étape 2 Préparation	***Consignes de l'AP à l'enfant*** L'AP lui parle et avertit la maman et l'enfant du soin ***Préparation de l'AP*** L'AP prépare la maman : met le lit à sa hauteur, l'installe confortablement semi-assise (lève le dossier du lit, arrange le cousin, demande à la maman de préparer le sein) L'AP se positionne à côté de l'enfant Adopte la PUS (Position universelle de sécurité)
Étape 3 Actions	***Gestes de l'enfant*** À 3 jours, l'enfant ne maîtrise pas sa tête ***Gestes de l'AP*** L'AP soulève et porte l'enfant avec la prise en berceau (l'enfant ne peut tenir sa tête seul) L'AP pose l'enfant dans les bras de sa maman L'enfant doit être en position semi-verticale L'AP surveille l'alimentation, conseille la maman
Étape 4 Confirmation /correction	L'AP veille à la sécurité de l'enfant et de la maman

➤ Question 9

Étape 1 Information Observation Réflexion	***S'informer*** L'AP s'informe (quel est le souhait de l'enfant ?) ***Observer*** L'AP observe l'enfant (3 mois, environ 4,500 kg, quelles sont ses capacités ? il commence à tenir sa tête) et l'environnement (l'enfant est dans son lit) ***Réfléchir*** L'AP réfléchit à la sécurité et au confort de l'enfant mais aussi aux siens L'AP fera la manœuvre seul

ERGONOMIE

Étape 2 Préparation	***Consignes de l'AP à l'enfant*** L'AP lui parle et l'avertit ***Préparation de l'AP*** L'AP prépare son matériel (chaise, biberon…) Se positionner à côté de l'enfant Adopter la PUS (Position universelle de sécurité)
Étape 3 Actions	***Gestes de l'enfant*** À 3 mois, l'enfant commence à maîtriser sa tête ***Gestes de l'AP*** L'AP est positionné à côté du lit en PUS. (Position universelle de sécurité) L'AP baisse les barreaux 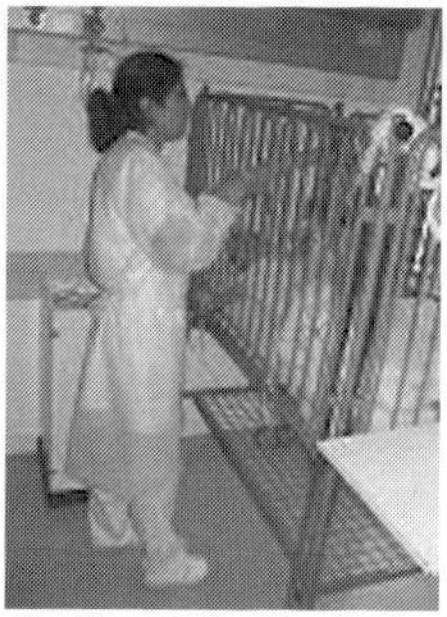 L'AP prend l'enfant en berceau et s'installe sur la chaise 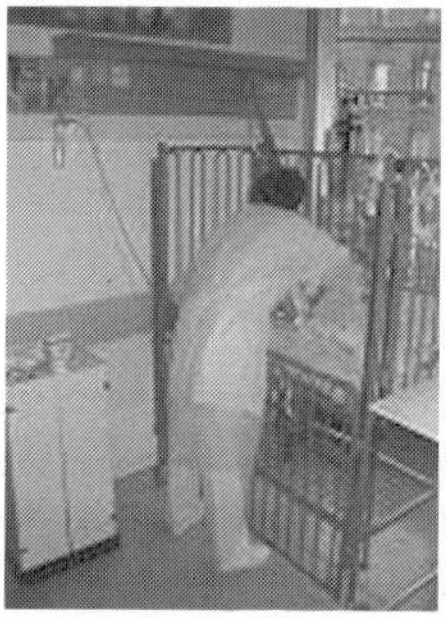 L'enfant est en position semi-verticale 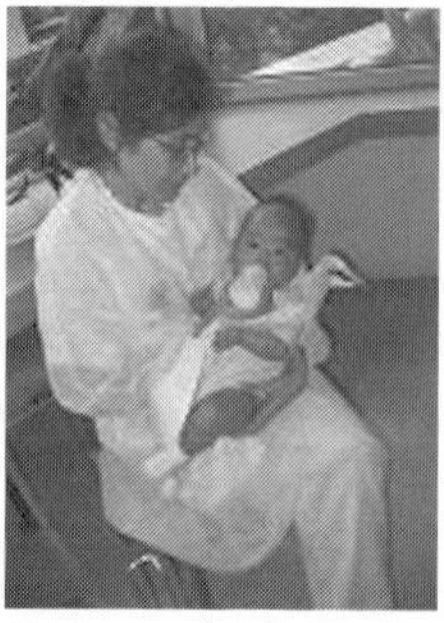

<table>
<tr><td></td><td>L'AP surveille l'alimentation
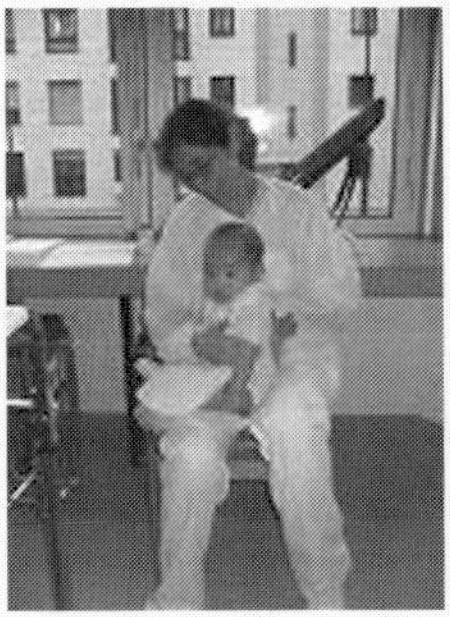
À la fin du repas, l'enfant est en position verticale (assis et bien soutenu) pour faire son rot
L'AP réinstalle l'enfant dans son lit</td></tr>
<tr><td>Étape 4
Confirmation
/correction</td><td>L'AP veille à la sécurité de l'enfant et respecte son rythme</td></tr>
</table>

➤ Question 10

<table>
<tr><td>Étape 1
Information
Observation
Réflexion</td><td>S'informer
L'AP s'informe (quel est le souhait de l'enfant et quelles sont ses capacités ? Quelles sont les consignes ? les données ? Transfert lit-fauteuil ; manque d'appui spontané sur les membres inférieurs ; bonne motricité des membres supérieurs)
Observer
L'AP observe l'enfant (7 ans, environ 25 kg et 125 cm) et l'environnement. (l'enfant a une sonde)
Réfléchir
L'AP réfléchit à la sécurité et au confort de l'enfant mais aussi aux siens
L'AP fera la manœuvre seul avec la participation de l'enfant</td></tr>
<tr><td>Étape 2
Préparation</td><td>Consignes de l'AP à l'enfant
L'AP lui parle et le rassure et explique la manipulation
Préparation de l'AP
L'AP prépare le matériel : le fauteuil roulant est à droite du lit
L'AP se positionne à droite du lit
L'AP adopte la PUS (Position universelle de sécurité)
La poche de la sonde est : soit posée temporairement sur le lit dans le sens contraire du mouvement, soit attaché à la jambe
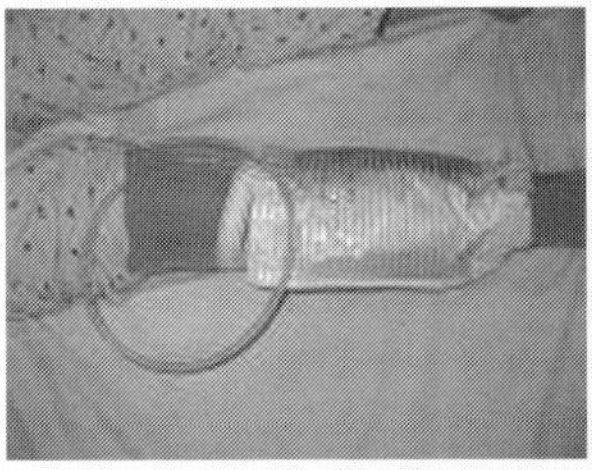</td></tr>
</table>

Étape 3 Actions	***Gestes de l'enfant*** À 7 ans, l'enfant se lève seul (la partie supérieure de son corps) ***Gestes de l'AP*** L'AP aide l'enfant à pivoter les jambes dans le lit et surveille la poche Une fois assis au bord du lit, l'AP corrige la position assise (pour stabiliser l'enfant) L'AP positionne le fauteuil à côté de l'enfant La poche est du côté opposé du fauteuil L'AP se positionne face à l'enfant (épaules contre épaules) Bloque ses pieds et ses genoux Fléchit la jambe la plus proche du fauteuil et tendre l'autre Pose ses mains au bas du dos de l'enfant L'AP compte 1, 2, 3, pour mieux coordonner les efforts de l'enfant avec les siens L'AP pivote et pose l'enfant dans son fauteuil
Étape 4 Confirmation /correction	L'AP veille à la sécurité de l'enfant pendant le transfert L'AP vérifie la position de l'enfant dans le fauteuil (veille à son confort) et corrige la position si nécessaire (redressement, prévention des attitudes vicieuses) L'AP installe la poche correctement (sans plier le tuyau) 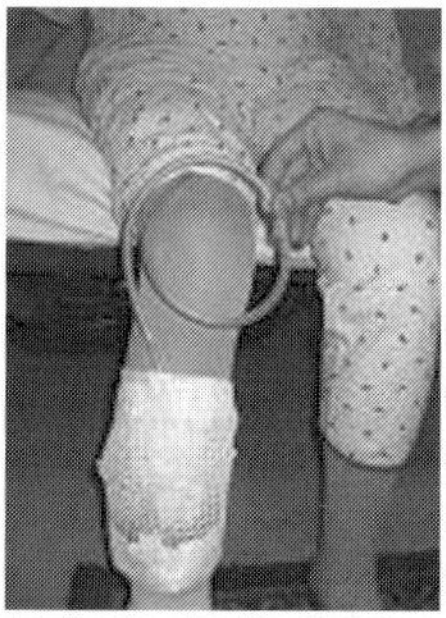

➤ Question 11

Étape 1 Information Observation Réflexion	***S'informer*** L'AP s'informe (quel est le souhait de l'enfant et quelles sont ses capacités ?). ***Observer*** L'AP observe l'enfant (10 ans, environ 35 kg et 140 cm, quelles sont ses capacités ?) et l'environnement. (l'enfant a une attelle sur la jambe droite) ***Réfléchir*** L'AP réfléchit à la sécurité et au confort de l'enfant mais aussi aux siens L'AS fera la manœuvre seul avec la participation de l'enfant

Étape 2 Préparation	***Consignes de l'AP à l'enfant*** L'AP lui parle et le rassure et explique la manipulation ***Préparation de l'AP*** L'AP prépare le matériel : le fauteuil roulant est à gauche de lit L'AP se positionne à gauche du lit Adopte la PUS (Position universelle de sécurité)
Étape 3 Actions	***Gestes de l'enfant*** À 12 ans, l'enfant se lève seul, il a besoin d'être rassuré ***Gestes de l'AP*** L'AP accompagne la jambe droite en expliquant qu'il ne faut pas la poser par terre Une fois assis au bord de lit, positionner le fauteuil à gauche de l'enfant Lui demander de prendre appui sur la jambe gauche et l'aider à pivoter à gauche et à s'asseoir dans le fauteuil
Étape 4 Confirmation /correction	L'AP veille à la sécurité de l'enfant pendant le transfert L'AP vérifie la position de l'enfant dans le fauteuil (veille à son confort) et corrige la position si nécessaire (redressement, prévention des attitudes vicieuses)

➤ Question 12

Étape 1 Information Observation Réflexion	***S'informer*** L'AP s'informe (quel est le souhait de l'enfant et quelles sont ses capacités ?) ***Observer*** L'AP observe l'enfant (12 ans, environ 40 kg et 150 cm, quelles sont ses capacités ?) et l'environnement (l'enfant a une perfusion au bras droit) ***Réfléchir*** L'AP réfléchit à la sécurité et au confort de l'enfant mais aussi aux siens L'AS fera la manœuvre seul avec la participation de l'enfant
Étape 2 Préparation	***Consignes de l'AP à l'enfant*** L'AP lui parle et le rassure ***Préparation de l'AP*** L'AP prépare le matériel pour la toilette dans la salle de bain L'AP se positionne à côté de la perfusion Adopte la PUS (Position universelle de sécurité)
Étape 3 Actions	***Gestes de l'enfant*** À 12 ans, l'enfant se lève seul, il a besoin d'être rassuré ***Gestes de l'AP*** L'AP accompagne l'enfant en le touchant L'AP tient la perfusion et le bras droit de l'enfant Dans la salle de bain, la perfusion est sur le pied L'AP assiste et accompagne l'enfant dans les gestes de la toilette

	Au retour, l'AP est toujours à côté de la perfusion en tenant le bras droit 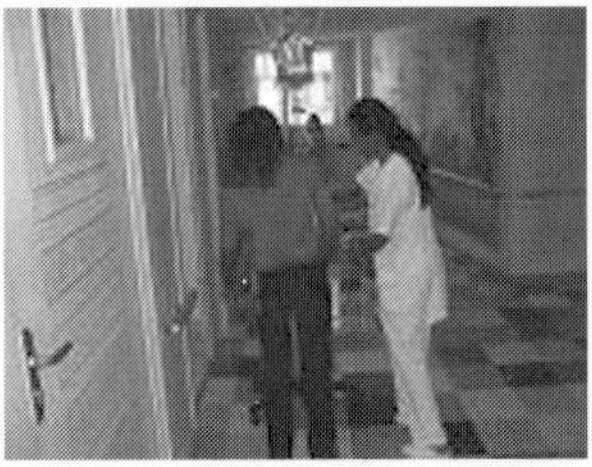 L'enfant s'allonge du côté droit du lit (pour éviter de croiser les tuyaux de la perfusion) Au lit, il est en position semi-assise : le dossier du lit est levé Un coussin est placé sous le bras droit pour soutenir la perfusion
Étape 4 Confirmation /correction	L'AP veille à la sécurité de l'enfant pendant les transferts L'AP vérifie la position de l'enfant (veille à son confort) et installe tous les objets nécessaires à proximité (télécommande, téléphone...)

➤ Question 13

Étape 1 Information Observation Réflexion	***S'informer*** L'AP s'informe (quel est le souhait de l'enfant et quelles sont ses capacités ?) ***Observer*** L'AP observe l'enfant (12 ans, environ 40 kg et 150 cm, quelles sont ses capacités ?) et l'environnement (l'enfant a une attelle sur la jambe gauche) ***Réfléchir*** L'AP réfléchit à la sécurité et au confort de l'enfant mais aussi des siens L'AS fera la manœuvre seul avec la participation de l'enfant
Étape 2 Préparation	***Consignes de l'AP à l'enfant*** L'AP lui parle et le rassure et explique la manipulation ***Préparation de l'AP*** L'AP prépare le matériel : le fauteuil roulant est à droite du lit L'AP se positionne à droite du lit Adopte la PUS (Position universelle de sécurité)
Étape 3 Actions	***Gestes de l'enfant*** À 12 ans, l'enfant se lève seul, il a besoin d'être rassuré ***Gestes de l'AP*** L'AP accompagne la jambe droite de l'enfant en lui expliquant qu'il ne faut pas la poser par terre Une fois assis au bord de lit, positionner le fauteuil à droite de l'enfant Lui demander de prendre appui sur la jambe droite et l'aider à pivoter à droite et à s'asseoir dans le fauteuil

Étape 4 Confirmation /correction	L'AP veille à la sécurité de l'enfant pendant le transfert L'AP vérifie la position de l'enfant dans le fauteuil (veille à son confort) et corrige la position si nécessaire (redressement, prévention des attitudes vicieuses)

➤ Question 14

Étape 1 Information Observation Réflexion	***S'informer*** L'AP s'informe (quel est le souhait de l'enfant et quelles sont ses capacités ? Quelles sont les consignes ? les données ? Transfert lit-fauteuil ; appui sur les jambes ; manque d'équilibre ; mouvements mal contrôlés) ***Observer*** L'AP observe l'enfant (12 ans, environ 40 kg et 150 cm) et l'environnement (lit, fauteuil) ***Réfléchir*** L'AP réfléchit à la sécurité et au confort de l'enfant mais aussi aux siens L'AS fera la manœuvre seul avec la participation de l'enfant
Étape 2 Préparation	***Consignes de l'AP à l'enfant*** L'AP lui parle, le rassure et explique la manipulation ***Préparation de l'AP*** L'AP prépare le matériel, met le fauteuil roulant près du lit (à portée de la main) L'AP se positionne à côté du lit Adopte la PUS (Position universelle de sécurité)
Étape 3 Actions	***Gestes de l'enfant*** À 12 ans, l'enfant se lève seul, il a besoin d'être rassuré et guidé ***Gestes de l'AP*** L'AP accompagne les gestes de l'enfant (il y a moins de gestes involontaires si les mains sont occupées à se tenir) L'AP compte 1, 2, 3, pour mieux coordonner son effort avec celui de l'enfant Une fois l'enfant assis au bord de lit, l'AP corrige la position assise (pour stabiliser l'enfant) L'AP positionne le fauteuil à coté et demande à l'enfant de se déplacer L'AP assure la sécurité 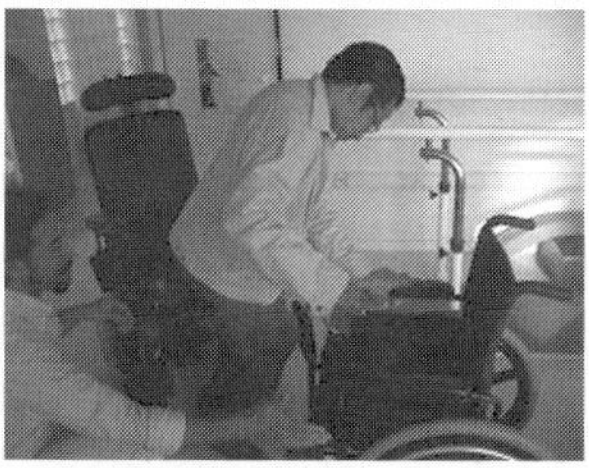
Étape 4 Confirmation /correction	L'AP veille à la sécurité de l'enfant pendant le transfert L'AP vérifie la position de l'enfant dans le fauteuil (veille à son confort) et corrige la position si nécessaire (redressement, prévention des attitudes vicieuses)

ERGONOMIE

➤ Question 15

Étape 1 Information Observation Réflexion	***S'informer*** L'AP s'informe (quel est le souhait de l'enfant ?) ***Observer*** L'AP observe la personne (18 ans, environ 58 kg, quelles sont ses capacités : porte arthrodèse et ne peut pas se redresser seul) et l'environnement (la personne est dans son fauteuil roulant) ***Réfléchir*** L'AP réfléchit à la sécurité et au confort de la personne mais aussi aux siens. L'AP fera la manœuvre seul avec l'aide éventuelle de la personne
Étape 2 Préparation	***Consignes de l'AP à l'enfant*** L'AP avertit la personne concernée et explique le déroulement de l'action L'AP estime les capacités physiques de la personne ***Préparation de l'AP*** L'AP prépare (sécurise) l'environnement L'AP adopte la PUS (Position universelle de sécurité) L'AP se positionne face au fauteuil L'AP vérifie la stabilité du fauteuil et des cale-pieds
Étape 3 Actions	***Gestes de la personne*** La personne participe en fonction de ses capacités, stimulée et guidée par AP ***Gestes de l'AP*** L'AP est face à la personne et se met sur un genou. Il explique à la personne le déroulement de la manipulation et éventuellement lui demande d'aider en appuyant sur les pieds et en se propulsant vers l'arrière. Les pieds de la personne peuvent être posés par terre ou ils peuvent être posés sur les cale-pieds 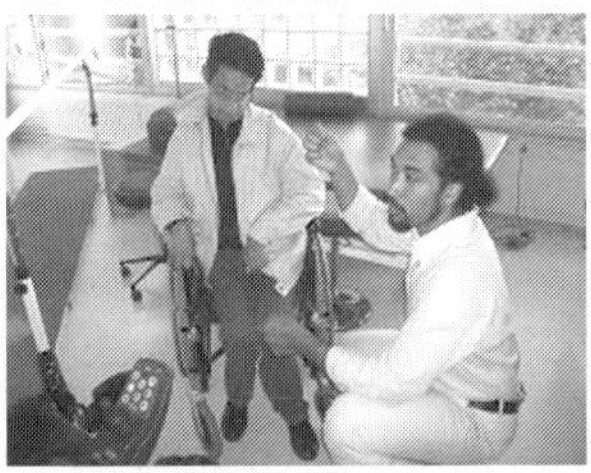 L'AP passe la main sous les aisselles afin de pouvoir maintenir le tronc de la personne en mettant la main entre les omoplates 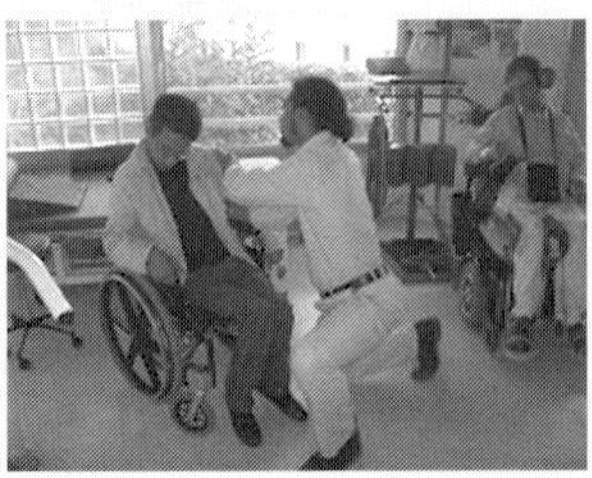

	Toujours accroupi devant la personne, l'AP doit positionner la main sur les genoux de la personne puis pousser en douceur genou après genou, (soit sur les deux genoux si la grandeur de la main le permet) 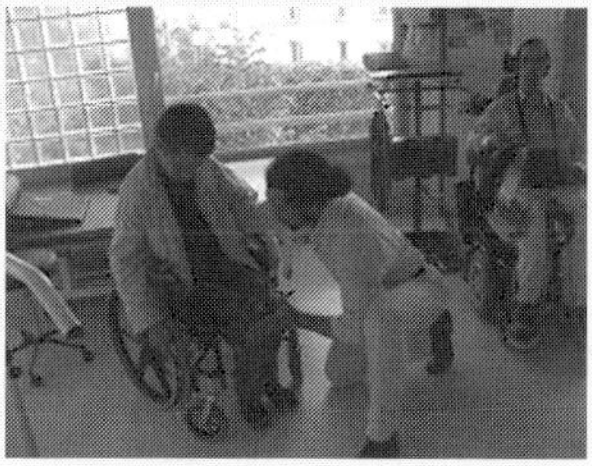 Il faut faire très attention en appuyant sur les jambes de la personne, veiller à déplacer centimètre après centimètre pour éviter les douleurs du bassin (os iliaque) La technique peut être aménagée en fonction de l'état physique et moral de la personne, et en fonction de sa pathologie
Étape 4 Confirmation /correction	Corriger la position assise de la personne, de façon à ce qu'elle puisse garder son équilibre Demander à la personne de dire si la position est confortable, sinon corriger la position

➤ Question 16

Étape 1 Information Observation Réflexion	***S'informer*** L'AP s'informe (quelles sont les consignes reçues ? Faire la toilette à un enfant qui a une traction et renouveler les bandes de fixation) ***Observer*** L'AP observe l'enfant (8 mois, environ 8 kg) et l'environnement (l'enfant a un corset, il a une traction sous un angle bien précis, le lit ne peut pas être réglé en hauteur car il y a appareillage orthopédique encombrant) 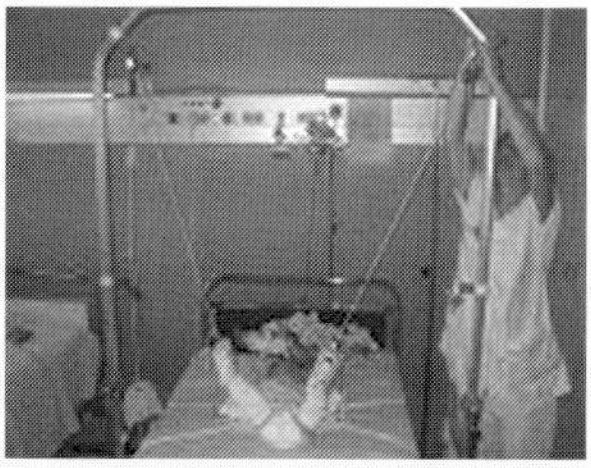 ***Réfléchir*** L'AP réfléchit à la sécurité et au confort de l'enfant mais aussi aux siens

	L'AP fera la manœuvre avec l'aide de la puéricultrice, car la manipulation est très complexe 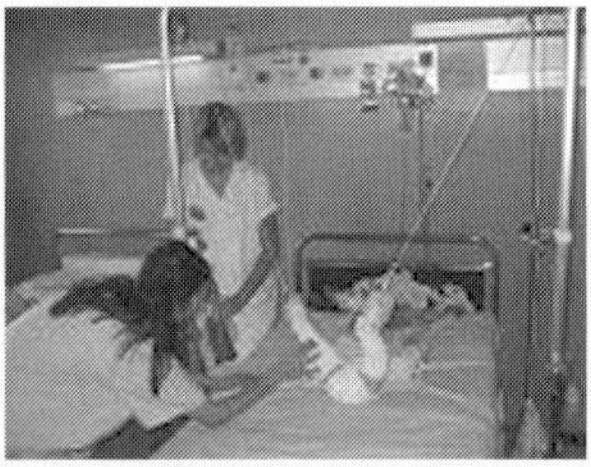
Étape 2 Préparation	***Consignes de l'AP à l'enfant*** L'AP lui parle, l'informe du soin et le rassure ***Préparation de l'AP*** L'AP prépare le matériel pour la fixation et le massage L'AP se positionne à côté du lit, sa collègue est du côté opposé 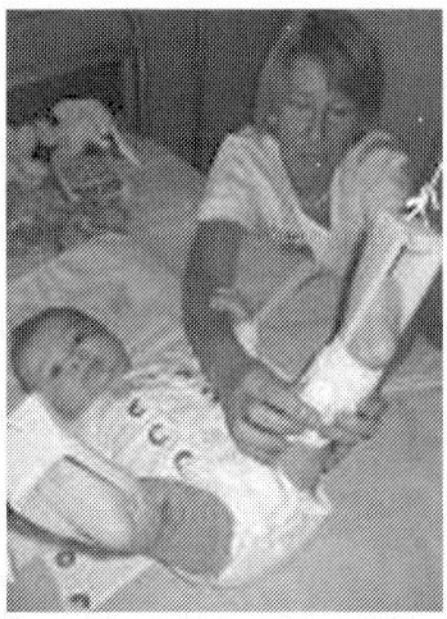
Étape 3 Actions	***Gestes de l'enfant*** À 8 mois, l'enfant pourrait se retourner mais ici il est maintenu avec un corset ***Gestes de l'AP*** L'AP défait les bandes de fixation sans déplacer l'enfant L'AP masse les jambes de l'enfant avec le produit prescrit L'AP remet une autre bande de fixation
Étape 4 Confirmation /correction	L'AP veille à la sécurité de l'enfant pendant les manipulations L'AP vérifie et corrige la position de l'enfant au lit selon la prescription médicale 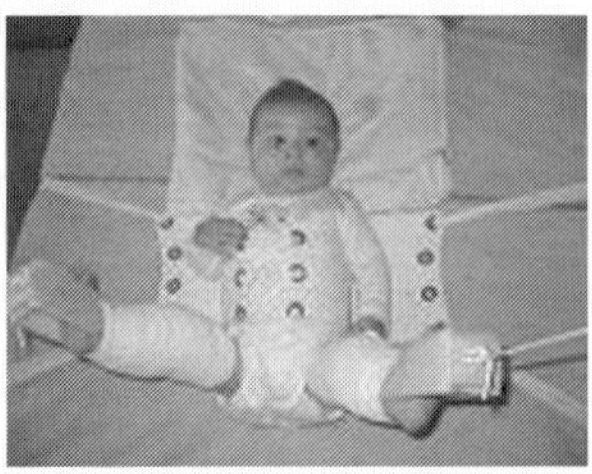

➤ Question 17

<table>
<tr><td>Étape 1
Information
Observation
Réflexion</td><td>S'informer
L'AP s'informe (quelles sont les consignes reçues ? Faire la toilette à un enfant qui est fixé à son lit)
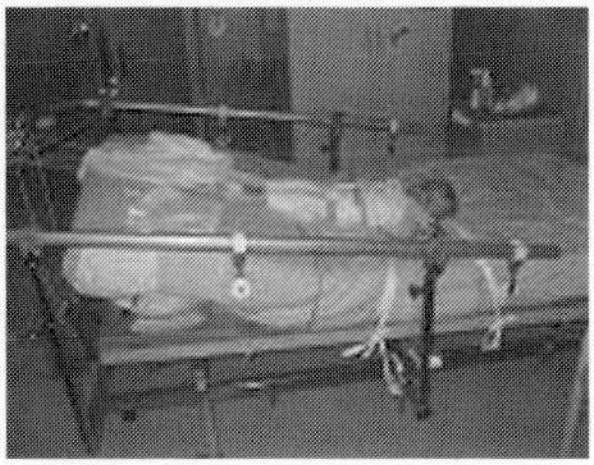
Observer
L'AP observe l'enfant (10 mois, environ 9 kg) et l'environnement (l'enfant a un corset, il a une traction sous un angle bien précis)
Réfléchir
L'AP réfléchit à la sécurité, au confort, de l'enfant mais aussi aux siens
L'AS fera la manœuvre avec l'aide de la puéricultrice car la manipulation est très complexe</td></tr>
<tr><td>Étape 2
Préparation</td><td>Consignes de l'AP à l'enfant
L'AP lui parle et le rassure
Préparation de l'AP
L'AP prépare le matériel pour la toilette
L'AP se positionne à côté du lit, sa collègue est du côté opposé
L'AP adopte la PUS (Position universelle de sécurité)
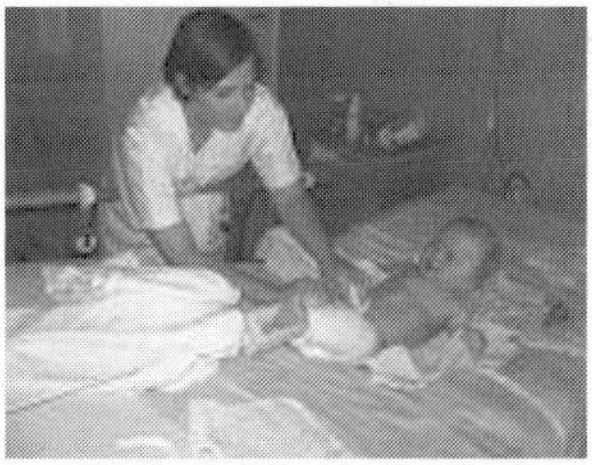
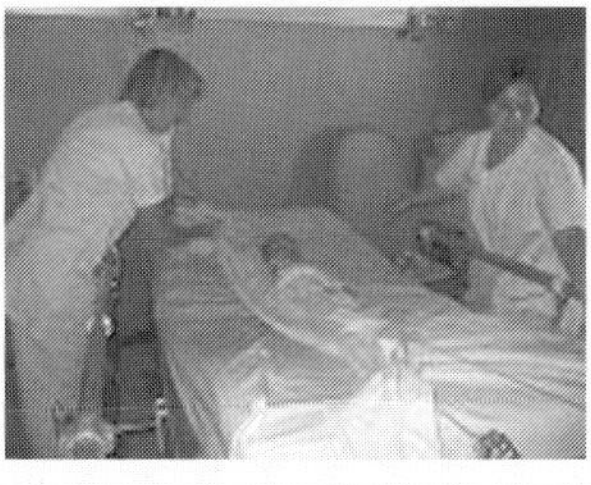</td></tr>
</table>

<table>
<tr>
<td>Étape 3
Actions</td>
<td>Gestes de l'enfant
À 10 mois, l'enfant soulève seul la partie supérieure de son corps
Gestes de l'AP
L'AP effectue la toilette sans trop bouger l'enfant
Pour changer les draps, il faut tourner l'enfant en le maintenant à sa place
Une personne tient l'enfant, l'autre effectue le change des draps
Une bonne coordination est nécessaire pour être efficace
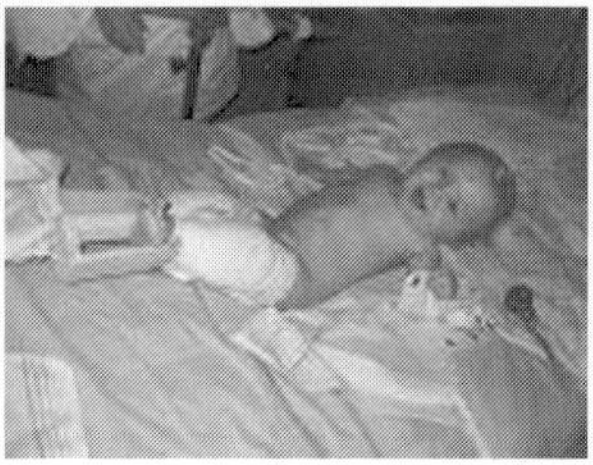 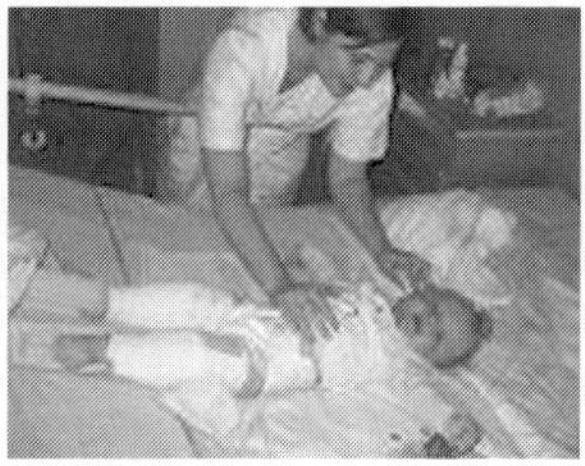
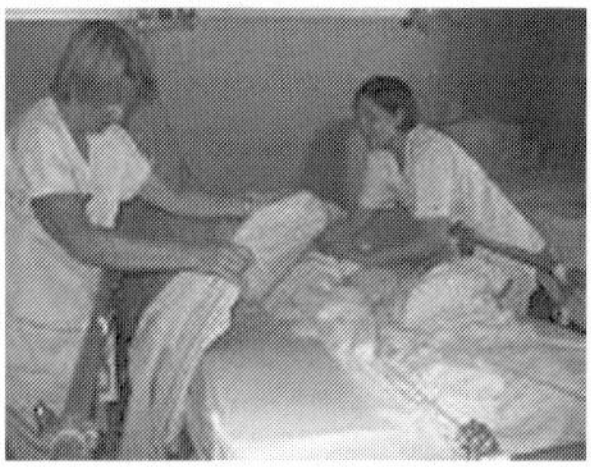</td>
</tr>
<tr>
<td>Étape 4
Confirmation
/correction</td>
<td>L'AP veille à la sécurité de l'enfant pendant les manipulations
L'AP vérifie et corrige la position de l'enfant au lit selon la prescription médicale
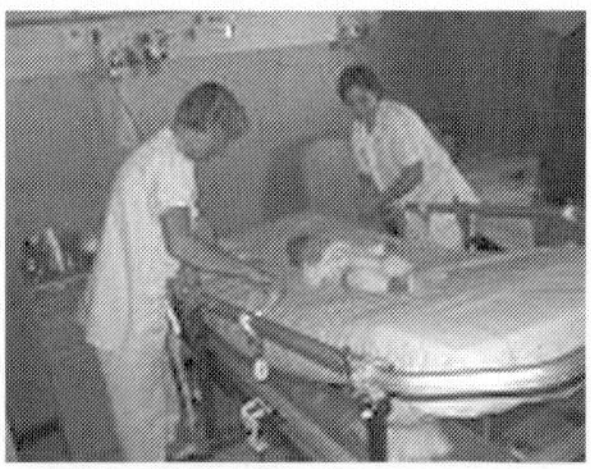
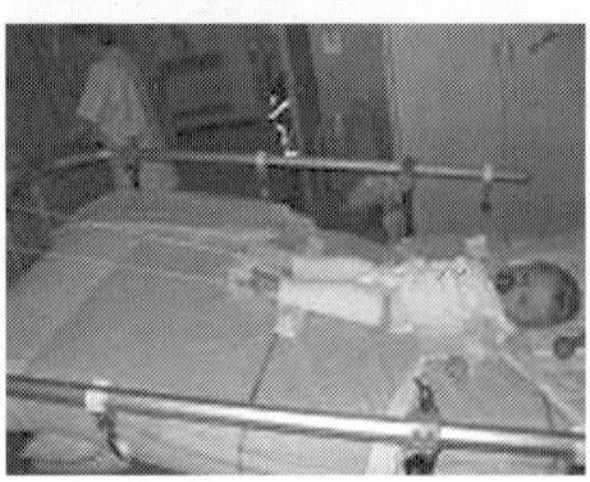</td>
</tr>
</table>

➤ Question 18

Étape 1 Information Observation Réflexion	***S'informer*** L'AP s'informe (quelles sont les consignes reçues ? Nettoyage à fond de la chambre) ***Observer*** L'AP observe l'environnement (lit, chaise, table de chevet, équipement...) ***Réfléchir*** L'AP réfléchit à sa sécurité et à son confort L'AS fera la manœuvre seul ou avec l'aide d'un collègue pour les tâches difficiles
Étape 2 Préparation	***Préparation de l'AP*** L'AP prépare le matériel pour l'entretien L'AP adopte la PUS (Position universelle de sécurité)
Étape 3 Actions	***Gestes de l'AP*** Pour les endroits en hauteur, l'AP utilise la PUS et les appuis relais Pour les endroits bas, l'AP s'accroupit et utilise des appuis relais Pour les tâches difficiles, l'AP demande l'aide d'un collègue 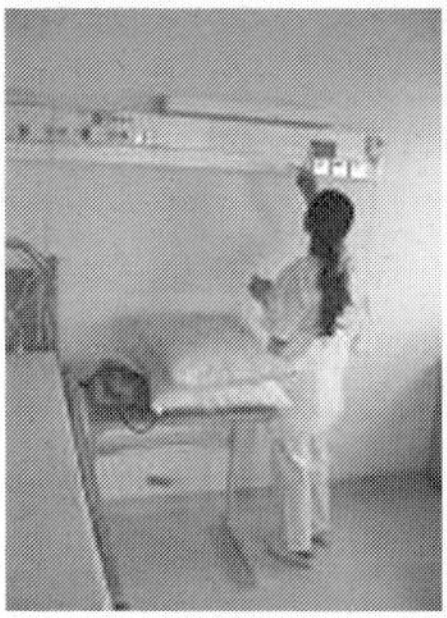 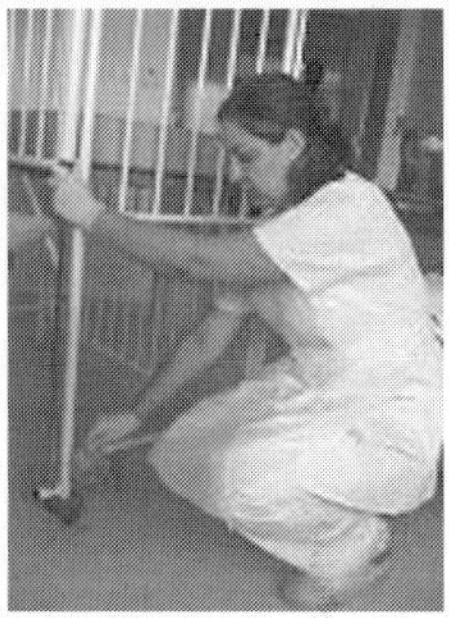 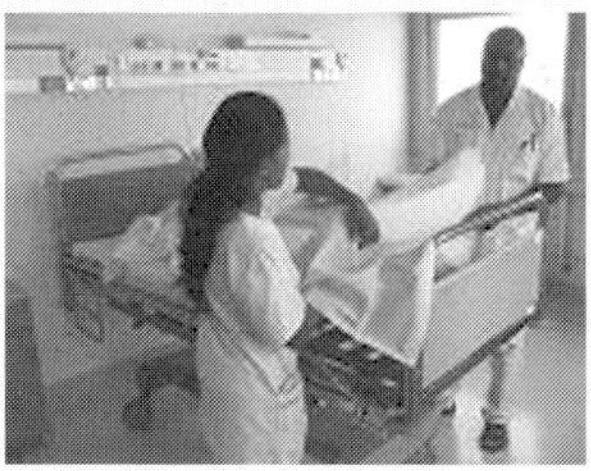
Étape 4 Confirmation /correction	L'AP veille à sa propre position pour éviter les mauvais gestes et protéger son dos

➤ Question 19

Étape 1 Information Observation Réflexion	***S'informer*** L'AP s'informe (quelles sont les consignes reçues ? Rangement de la réserve) ***Observer*** L'AP observe l'environnement (étagères, matériel...) ***Réfléchir*** L'AP réfléchit à sa sécurité et à son confort L'AS fera la manœuvre seul ou avec l'aide d'un collègue pour les tâches difficiles
Étape 2 Préparation	***Préparation de l'AP*** L'AP adopte la PUS (Position universelle de sécurité) L'AP applique les règles d'HSC (Hygiène, Sécurité, Confort)
Étape 3 Actions	***Gestes de l'AP*** L'AP range *en hauteur* les produits : toxiques, peu utilisés, légers, les boîtes qui ne sont pas ouvertes... L'AP range *à hauteur moyenne* les produits : souvent utilisés et les boîtes déjà ouvertes L'AP range *en bas* le matériel lourd et encombrant Pour les tâches difficiles, l'AP demande l'aide d'un collègue L'AP participe au sein de l'équipe dans le choix du matériel de stockage (meubles à roulette, à tiroirs...) 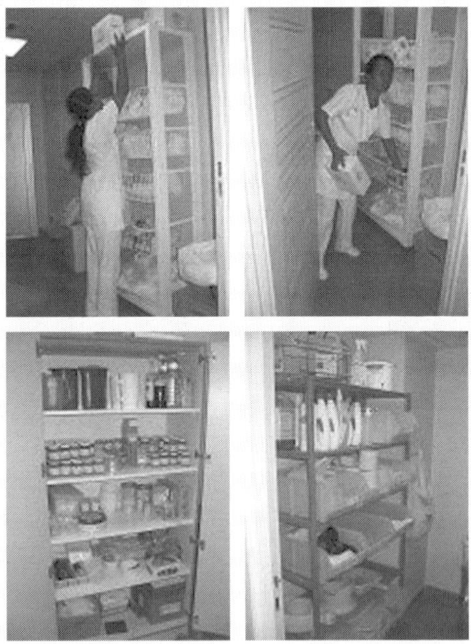
Étape 4 Confirmation /correction	L'AP veille à sa propre position pour éviter les mauvais gestes et protéger son dos

➤ Question 20

Étape 1 Information Observation Réflexion	***S'informer*** L'AP s'informe (quelles sont les consignes reçues ? Rangement du chariot et distribution des repas) ***Observer*** L'AP observe l'environnement (le chariot, les plateaux-repas, four...) ***Réfléchir*** L'AP réfléchit à sa sécurité et à son confort L'AS fera la manœuvre seul ou avec l'aide d'un collègue pour distribuer les repas plus vite
Étape 2 Préparation	***Préparation de l'AP*** L'AP adopte la PUS (Position universelle de sécurité) L'AP applique les règles d'HSC (Hygiène, Sécurité, Confort)
Étape 3 Actions	***Gestes de l'AP*** L'AP range le matériel sur le chariot de haut en bas (pour éviter de se baisser inutilement s'il reste des cases vides) 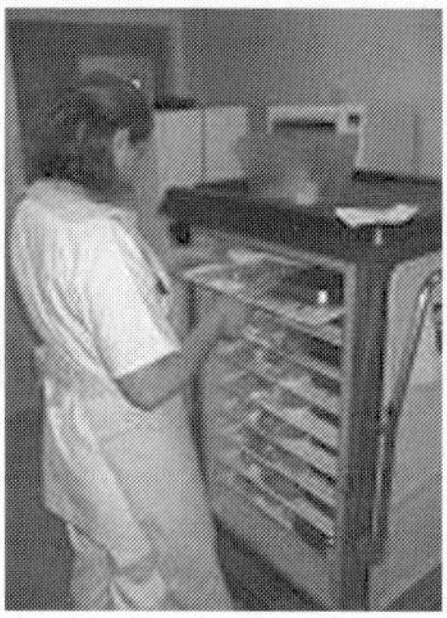 Pour ranger le matériel dans les cases en bas, l'AP s'accroupit et garde son dos droit 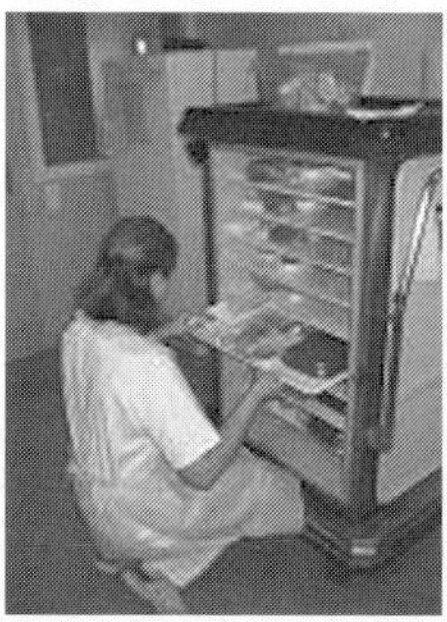

	L'AP préfère pousser le chariot (plus facile) et éviter de le tirer (plus difficile) 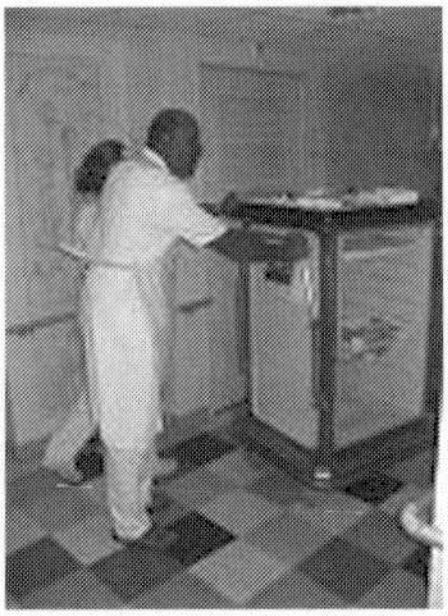 L'AP distribue les repas et vérifie si l'enfant est bien installé pour manger 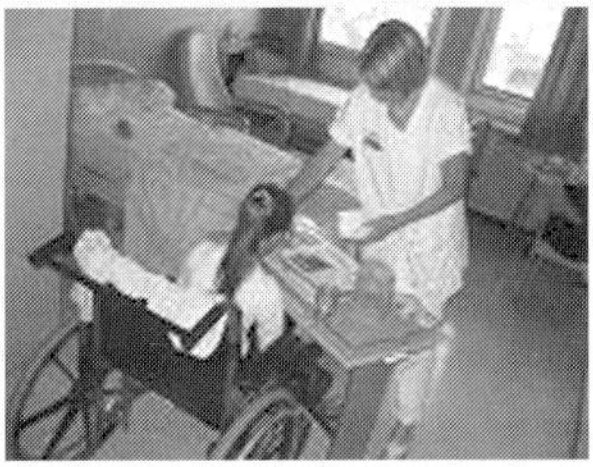
Étape 4 Confirmation /correction	L'AP veille à sa propre position pour éviter les mauvais gestes et protéger son dos, mais aussi aux positions des enfants pour préserver le confort et éviter les attitudes vicieuses

MODULE 5

Relation-Communication

MODULE 5

Conseils méthodologiques

Présentation de l'épreuve du module 5 : relation – communication

Compétences

Établir une communication adaptée à la personne et son entourage.

Objectifs de formation

L'élève auxiliaire de puériculture doit être capable de :

– écouter l'enfant et son entourage et prendre en compte les signes non verbaux de communication sans porter de jugement ;

– s'exprimer et échanger en adaptant son niveau de langage, dans le respect de la personne et avec discrétion ;

– expliquer le soin réalisé, les raisons d'un geste professionnel et apporter des conseils sur les actes de la vie courante ;

– faire exprimer les besoins et les attentes de la personne, les reformuler et proposer des modalités adaptées de réalisation du soin ;

– apporter des informations pratiques adaptées lors de l'accueil dans le service dans le respect du règlement intérieur ;

– identifier les limites de son champ d'intervention dans des situations de crise, de violence, en sachant prendre une distance juste et efficace par rapport à la personne et à sa situation ;

– repérer les comportements en groupe et proposer des interventions adaptées ;

– adapter son mode de relation : toucher, contact visuel ou parole adaptée à la situation de la personne.

Savoirs associés

SAVOIRS THÉORIQUES

Les savoirs théoriques de ce module concernent :

- *le développement psychosociologique de l'homme,* les relations humaines, l'insertion dans la société, le lien social ;
- *la relation et la communication :* les valeurs et les principes (respect, discrétion, écoute sans jugement, confidentialité) ; les facteurs influençant la communication ;
- *l'information et droits des patients* ;
- *la charte du patient hospitalisé et les textes spécifiques* :
  - la loi du 4 mars 2002 relative aux droits du malade,
  - le secret médical, le secret professionnel,
  - le rôle de l'auxiliaire de puériculture dans l'information du patient,
  - la maltraitance ;
- *les soins palliatifs et l'accompagnement des personnes en fin de vie* :
  - concept de mort : approche culturelle et religieuse,
  - psychologie et personne en fin de vie,
  - soins palliatifs, soins d'hygiène et de confort des personnes en fin de vie,
  - prise en charge des personnes décédées et soutien de la famille et de l'entourage,
  - notions législatives et réglementaires ;
- *les techniques de communication :* observation, entretien, communication verbale et non verbale, le jeu et l'animation ;
- *les règles et procédures de communication dans un contexte professionnel* ;
- *la démarche d'information et d'éducation.*

SAVOIRS PRATIQUES

- *Accueil et information de la personne et de son entourage.*
- *Écoute et reformulation.*
- *Communication verbale et non verbale.*
- *Adaptation de la communication aux différentes situations rencontrées dans les soins.*
- *Accompagnement d'une personne en fin de vie et accompagnement de son entourage.*
- *Éducation d'une personne pour favoriser ou maintenir son autonomie.*
- *Participation à la démarche éthique.*

Niveau d'acquisition et limites d'exigence

Les techniques de base de la communication sont développées.

Un travail approfondi et personnalisé est réalisé sur le comportement au travail et spécifiquement en relation avec les personnes soignées.

Les situations de maltraitance ou présentant des difficultés dans la communication sont identifiées.

Évaluation

L'évaluation de ce module repose sur une épreuve écrite et orale :
– l'épreuve écrite consiste à formaliser sous forme d'un document écrit une situation relationnelle vécue en stage ;
– l'épreuve orale repose sur l'argumentation du document.

LES OBJECTIFS

Les objectifs de ce travail reposent sur les capacités de l'élève auxiliaire de puériculture :
– d'observer, d'écouter l'enfant et son entourage et prendre en compte les signes non verbaux de communication sans porter de jugement ;
– de repérer les comportements en groupe et proposer des interventions adaptées ;
– de s'exprimer et échanger en adaptant son niveau de langage, dans le respect de la personne et avec discrétion ;
– d'établir une relation de confiance avec l'enfant et son entourage ;
– d'identifier les limites de son champ d'intervention en cas de situation de crise, en sachant prendre une distance juste.

CADRE LÉGISLATIF

Le document écrit personnel est réalisé sur le comportement au travail et spécifiquement en relation avec les personnes soignées. Il s'agit d'un travail individuel à partir d'une situation relationnelle vécue en stage par l'élève, dont l'enfant est le principal acteur.

Les points sont répartis de la manière suivante :
– formalisation sous forme d'un document écrit/12 points ;
– argumentation orale du document/8 points.

La durée de l'oral est de 20 minutes maximum.

La validation du module s'obtient avec une note totale supérieure ou égale à 10/20.

PRÉSENTATION DU TRAVAIL ÉCRIT (SUR 12 POINTS)

Il s'agit de l'observation de la situation de communication.

• **Le fond**

Le document écrit relate une situation relationnelle vécue en stage. Le document doit comporter les étapes suivantes :

– ***introduction*** : l'élève fera une présentation rapide de la structure (lieu, personnel), ainsi qu'une présentation de la situation relationnelle dans le cadre

d'une activité d'éveil ou lors d'un soin. Il s'agit de poser le cadre de la situation, et d'évoquer les principaux acteurs ;
- ***développement*** : dans un premier temps, il faut relater la situation de communication et ensuite en faire l'analyse, sans jugement et dans le respect d'autrui. Cette analyse devra :
  - souligner les techniques de communication utilisées (observation, entretien, communication verbale, non verbale),
  - établir des liens avec les enseignements donnés,
  - et identifier les points forts, les points faibles de cette relation ;
- ***conclusion*** : l'élève soulignera l'intérêt de ce travail par rapport à soi et par rapport à l'exercice professionnel.

• La forme

Pour la plupart des instituts d'auxiliaires de puériculture, il est demandé un document dactylographié de 3 à 5 pages, police 12 ou d'un document manuscrit 6 à 10 pages selon l'écriture.

L'élève devra remettre plusieurs exemplaires selon la composition du jury. L'évaluation de cette épreuve est assurée par les puéricultrices enseignantes permanentes de l'institut dont relève l'élève et/ou les enseignants extérieurs à l'institut et participant à la formation.

PRÉSENTATION DU TRAVAIL ORAL (SUR 8 POINTS)

Il s'agit d'un résumé de la situation de relation accompagné de propositions pour le compléter.

• Le fond

L'élève doit :

- exposer la synthèse du travail écrit en mettant en évidence les points importants ;
- argumenter la motivation à exposer cette situation ;
- argumenter sa position par rapport à cette situation et présenter les moyens mis en place pour répondre à cette situation ;
- exposer les enseignements personnels et professionnels acquis lors de cette situation de relation.

• La forme

La durée de l'épreuve se situe entre 10 et 20 minutes maximum, dont 5 minutes d'exposé et le reste du temps sur la base d'une discussion questions/réponses avec le jury.

MODULE 5

Sujets d'entraînement

SUJET 1 Situation de communication en structure d'accueil d'enfants de moins de 6 ans

Introduction

Dans un premier temps, ce document expose une présentation de la crèche où j'ai effectué un stage de quatre semaines en tant qu'élève auxiliaire de puériculture.

Dans un deuxième temps, j'ai relaté un travail d'analyse portant sur une situation donnée et sur les techniques de communication et d'observation utilisées en relation avec les enseignements théoriques reçus. J'ai également mis en exergue les points forts et les points faibles de cette communication.

Enfin j'ai résumé les apports de ce travail d'analyse liés à l'exercice de la profession d'auxiliaire de puériculture.

Étant soumise au secret professionnel, j'ai volontairement modifié les prénoms des enfants et des professionnels ainsi que celui de l'établissement.

Présentation de la situation

LA STRUCTURE

La crèche « Des Petits Ours » se situe dans un quartier calme et résidentiel. Elle a ouvert ses portes il y a un peu plus d'un an, après l'obtention d'un agrément délivré par le conseil général pour 60 enfants.

Elle est accessible en voiture et en bus. C'est une crèche privée qui accueille les enfants de 3 mois à 3 ans, de façon régulière, à la journée, pendant le temps de travail des parents.

Les usagers sont répartis selon leurs âges dans 3 sections.

À ce jour, l'équipe est composée de 12 personnes avec les assignations suivantes :
- une ***directrice infirmière puéricultrice*** qui s'occupe de la direction de la structure ;
- ***dans la section des bébés*** (composée de 21 enfants) : il y a une directrice adjointe infirmière, une auxiliaire de puériculture et une animatrice d'éveil ;
- ***dans la section des moyens*** (composée de 22 enfants âgés de 12 mois à 24 mois) : il y a 2 auxiliaires de puériculture et une animatrice d'éveil ;
- ***dans la section des grands*** (composée de 24 enfants âgés de 24 mois à 36 mois) : il y a une éducatrice de jeunes enfants, une auxiliaire de puériculture et une animatrice d'éveil ;
- s'ajoutent au personnel une cuisinière et un agent technique d'entretien.

Les sections sont composées de deux dortoirs, d'une salle de change et d'une salle de vie où ont lieu les activités.

La biberonnerie se trouve dans la section des bébés.

Le projet pédagogique s'articule cette année autour du thème « les animaux » dont découlent les activités dirigées proposées aux enfants.

La prise en charge des enfants est individuelle selon leurs compétences dans le respect de leur rythme et de leurs besoins ; le but étant d'amener l'enfant à développer son autonomie et à se socialiser.

Une des spécificités de cette structure est également d'accueillir des enfants porteurs d'allergies alimentaires dans le cadre d'un projet d'accueil individualisé (PAI), garantissant les meilleures conditions.

RELATION-COMMUNICATION

➤ Remarques du formateur

Le cadre est posé, nous avons connaissance de la structure, du personnel et des enfants qui y sont accueillis.

LA SITUATION RELATIONNELLE

La situation de communication que j'ai choisi d'analyser, s'est déroulée lors d'un parcours de motricité.

J'ai élaboré cette activité d'éveil en collaboration avec l'éducatrice de jeunes enfants.

Au préalable, j'ai observé les enfants de la section des grands, afin d'être en mesure de leur proposer un parcours adapté à leur âge et à leurs compétences. Je me suis renseignée auprès des membres de l'équipe, en les questionnant sur ce type d'activité, sur le matériel et l'espace dont je pouvais disposer pour sa réalisation.

Le parcours de motricité consistait à marcher sur des modules hauts de 25 cm, pour sauter à pieds joints sur un tapis, puis monter des escaliers, descendre de l'autre côté par un toboggan pour passer dans un tunnel et recommencer.

L'intérêt pédagogique de ce parcours de motricité était d'exercer la motricité globale des enfants participants et de satisfaire leur besoin de se dépenser. Ce parcours permettait de stimuler différentes actions, comme franchir un obstacle, sauter, grimper, s'accroupir, glisser, se faufiler, maîtriser sa peur avec le passage du tunnel. C'était également l'occasion de développer chez ces enfants leur sens social dans la relation à l'autre.

L'activité motrice débutait le jeudi matin, après la collation de 9 h et durait 20 minutes ; ce temps prenant en compte la capacité d'attention limitée de ces enfants âgés entre 26 et 36 mois.

Je conduisais seule l'activité auprès des enfants. L'équipe m'accordait sa confiance et me mettait à l'aise pour appeler un membre du personnel dans la salle voisine en cas de soucis. Avant l'arrivée des enfants, j'installais le matériel nécessaire à la réalisation de l'activité dans un dortoir de la section des grands.

Situation de communication

ANALYSE

Après la collation du matin, l'équipe et moi-même avons divisé les enfants en trois groupes. Je demandais aux enfants, en employant des questions simples et ouvertes, du type : « qui a envie de faire le parcours ? ».

Il faut préciser ici que les enfants de cette section connaissaient déjà cette activité.

J'ai respecté le désir des enfants en acceptant dans mon groupe ceux qui étaient volontaires. Le second groupe restait avec l'éducatrice de jeunes enfants pour faire l'activité pâte à modeler et le troisième groupe rejoignait l'auxiliaire de puériculture pour l'activité craie.

• Les enfants

Parmi les enfants choisis en fonction de leur motivation, il y avait :

– ***Laura***, une petite fille âgée de 26 mois, aux cheveux châtains, un visage rond et de grands yeux curieux. Elle avait intégré la section des grands depuis deux mois. À la crèche, elle était souriante mais plutôt discrète. Chez elle, au dire de sa maman, elle était plus extravertie. Elle savait associer quelques mots. Je la décrirais plus particulièrement ici dans les échanges de communication ;

– ***Dorien***, un garçon aux cheveux roux, âgé de 33 mois, appréciant les activités calmes ;

– ***Théo***, un garçon âgé de 30 mois, les cheveux châtains, qui avait des difficultés à canaliser son attention ; très énergique, il appréciait les jeux d'extérieur où il pouvait se dépenser ;

– ***Charlotte***, 32 mois, était une petite fille calme et rêveuse, elle souriait peu mais elle s'impliquait totalement dans ce qu'elle faisait ;

– ***Sixtine***, 36 mois, était une petite fille d'un naturel très curieux, elle aimait apprendre et elle possédait un excellent vocabulaire.

• Le déroulement

En entrant dans le dortoir, je demandais aux enfants de s'asseoir et je leur expliquais, en employant des verbes d'action, comme « *marcher, sauter, monter, glisser, ramper...* », ce qu'ils devaient faire.

J'accompagnais mes phrases de gestes pour montrer la progression attendue sur les différents modules du parcours de motricité.

Je leur rappelais les règles de sécurité en utilisant l'impératif comme « *chacun doit attendre son tour !* », « *il est interdit de se bousculer !* ».

Pour m'assurer que tous les enfants avaient bien compris ce que j'attendais d'eux, je demandais à ***Sixtine***, en lui donnant la main, de faire une démonstration du parcours devant ses petits camarades.

Puis j'ai invité les enfants à commencer.

Pendant le déroulement de l'activité, je les observais en permanence, en m'efforçant d'avoir une écoute active et une attitude bienveillante envers tous.

Dès le début du parcours, ***Laura*** montra des difficultés à passer seule certains modules. Étant la plus jeune du groupe, elle avait des compétences motrices moins affirmées que ses camarades. Je la laissais expérimenter par elle-même tout en l'observant, afin de lui permettre de découvrir son potentiel et d'acquérir au fur et à mesure de nouvelles habilités motrices. Dès qu'elle avait besoin d'aide, elle me sollicitait en me tendant sa main pour que je la soutienne, me regardait avec un large sourire et me disait des mots incompréhensibles.

Je l'accompagnais alors dans le franchissement des premiers modules, lui faisant travailler son équilibre. Elle ne parvenait pas à sauter à pieds joints, je l'encourageais verbalement à le faire, alors elle donnait une impulsion à tout son corps, se trémoussait et au dernier moment descendait la marche comme elle pouvait en se tortillant.

Elle tentait de monter seule l'escalier, et comme je me trouvais près d'elle pour prévenir tout risque de chute sur ce module qui était haut, elle me tendait alors sa main pour que je la saisisse.

Pour la descente, elle ne savait pas comment procéder et me lançait un regard interrogateur. Je lui disais de s'asseoir et de se laisser glisser. Elle s'exécutait et se lançait dans la pente du toboggan en riant ; le tunnel ne constituait pas de difficulté particulière pour elle et elle le traversait seule. Étant mobilisée beaucoup par Laura, j'encourageais à haute voix les plus dégourdis, favorisant ainsi leur besoin d'autonomie.

Théo se sentait comme un poisson dans l'eau, il était métamorphosé. J'avais quelques appréhensions à l'intégrer dans mon groupe car je redoutais son comportement parfois irrespectueux vis-à-vis des autres enfants.

J'avais observé qu'il cherchait souvent la confrontation avec ses pairs en les tapant et qu'il avait des accès de colère dès qu'un adulte le répriman-dait.

Mais je constatais avec surprise qu'il prenait visiblement beaucoup de plaisir à participer à cette activité. Son visage rayonnait et il franchissait les obsta-cles avec une facilité déconcertante. J'avais l'impression que, pour une fois, il se sentait valorisé.

Dorian me lançait régulièrement des regards interrogateurs en marquant des temps d'arrêt. Avait-il besoin d'être rassuré sur ce qu'il faisait ? J'interprétais ces signes comme un manque d'assurance de sa part. Alors je le valorisais par des paroles positives et je l'encourageais. Ce qui avait pour effet de lui décro-cher un petit sourire en coin et, comme habité par un nouvel élan, il conti-nuait d'avancer sur le parcours.

Sixtine et Charlotte manifestaient beaucoup d'entrain et s'appliquaient. Elles souriaient toutes les deux, se retournant parfois l'une vers l'autre en riant, elles s'amusaient vraiment. Elles utilisaient beaucoup le regard pour commu-niquer entre elles et je sentais naître entre elles les prémices d'une amicale complicité.

Le fait de partager cette activité leur donnait l'opportunité d'échanger en se touchant, en riant ensemble, en se parlant et en recherchant le regard appro-bateur l'une de l'autre.

Comme ***Laura*** avait un rythme plus lent que les autres enfants, ceux-ci parfois s'impatientaient et essayaient de lui passer devant, la bousculant, tel ***Théo*** que je recadrais par la parole à plusieurs reprises, lui rappelant les règles essentielles à la vie en communauté.

Au bout de vingt minutes, je remarquais des signes de fatigue chez certains enfants, ***Théo*** commençait à s'exciter en allant de plus en plus vite. ***Dorien*** trébuchait, d'autres soufflaient et le rythme de ***Laura*** ralentissait.

Peu avant de clôturer l'activité, je prévenais les enfants que nous allions bientôt terminer le parcours et je leur disais qu'ils pouvaient faire un dernier tour. Au moment venu, je leur disais de s'asseoir sur le tapis. Je demandais alors aux enfants, s'ils avaient aimé faire ce « parcours » et je verbalisais pour chacun d'eux ce qu'ils avaient fait en les félicitant d'avoir tous bien participé.

Pour permettre un retour au calme, les enfants et moi avons chanté une chanson (se référant au schéma corporel). Ainsi, nous nous sommes centrés sur ce qui avait été vécu pendant l'activité. Puis, j'avertissais verbalement les enfants que nous allions rejoindre les autres enfants de la section et sor-tir dans la cour.

Je confiais ensuite les enfants à l'auxiliaire de puériculture afin de les mettre en sécurité. Puis j'effectuais les transmissions à l'éducatrice de jeunes enfants concernant le déroulement de l'activité. Enfin, je procédais au rangement du matériel et je remettais la salle en l'état initial.

- **Les points forts et les points faibles**

– **Les points forts** de cette situation de communication ont été l'occasion pour moi d'établir un climat de confiance envers l'équipe et les enfants, aux moyens d'échanges positifs.

J'ai su adapter ma manière de m'exprimer en fonction de mes interlocuteurs. Pendant l'activité, j'ai été attentive aux efforts de communication verbaux ou non, manifestés par les enfants.

J'ai favorisé le besoin d'autonomie des enfants en leur permettant d'oser de nouvelles façons de faire le parcours. J'ai utilisé la relation d'aide auprès de **Laura** et de **Dorien** en fonction des difficultés qu'ils rencontraient.

En m'adressant aux enfants, je me suis mise à leur hauteur de façon à ce que leur regard puisse plus facilement rencontrer le mien.

J'avais ainsi l'impression que le message que j'avais à faire passer était mieux entendu.

– **Le premier point faible** de cette expérience a été pour moi la difficulté à être de la même manière attentive aux 5 enfants, car le rythme imposé par l'activité et l'espace qui existait entre les modules ne me permettaient pas d'être partout à la fois.

La solution à ce problème fut donc de choisir un endroit stratégique pour observer dans son ensemble la séance, afin d'éviter tout risque de chute et de repérer d'un coup d'œil si un enfant rencontrait des difficultés.

– **Le second point faible** était le fait d'avoir choisi un groupe d'enfants non homogène de par ses capacités motrices.

Je me suis aperçue que mon attention était plus facilement mobilisée par **Laura** au détriment des autres enfants qui réussissaient mieux, mais qui avaient néanmoins besoin de mon attention.

Conclusion

Dans l'exercice de sa profession, l'auxiliaire de puériculture doit observer et analyser la situation qui se présente à elle afin d'ajuster sa manière de communiquer avec ses interlocuteurs (enfants, membres de l'équipe, parents).

Au cours de cette expérience, j'ai pris conscience de l'importance de ce temps d'analyse, nécessaire avant toute tentative de communication, qui m'a permis d'être plus confiante dans l'animation de cette activité et plus efficace dans l'organisation de mon travail.

Les rires et les sourires échangés par ces enfants tout au long de cette séance ont été pour moi la manifestation d'un plaisir partagé et d'une communication réussie.

➤ Remarques du formateur

• Pour l'écrit

– La description de la situation est complète et détaillée, ce qui permet de visualiser la situation.
– Le plan est bien structuré, ce qui facilite la compréhension de la démarche et la progression de la réflexion.
– Les enfants sont nommés par leurs prénoms avec une présentation individuelle de chacun.

• À l'oral

– Il serait bon de parler des étiquettes que nous avons tendance à poser sur certains enfants du fait de leur comportement. Dans le dossier, l'élève nous parle de Théo, dont elle « avait quelques appréhensions pour l'intégrer au groupe du fait de son comportement irrespectueux envers les autres ». Pour être dans une bonne relation de communication, il est important de ne porter aucun jugement sur les enfants, il faut analyser pourquoi l'enfant a tel ou tel comportement et essayer de prévenir certains gestes ou attitudes pouvant déranger les autres. Ici, l'élève aurait pu approfondir le résultat « positif » de l'activité sur le comportement de Théo.
– Dans cette analyse, apparaît également la difficulté d'observer et d'être attentive à chacun des enfants. Il est important d'en avoir pris conscience car il est vrai que certains enfants mobilisent l'attention des professionnels et d'autres peuvent rester en retrait. Le fait de pointer cette difficulté permet d'être plus attentive et de changer sa façon d'être.
Ce sont deux pistes pouvant être exploitées à l'oral afin d'argumenter le travail écrit et permettant de rebondir sur certaines difficultés rencontrées par l'élève au cours de cette situation.

SUJET 2 Situation de communication en stage de PMI

La situation de communication que j'ai choisi de présenter s'est déroulée au cours de mon stage en PMI (Protection maternelle et infantile).

Présentation de la structure

LE PERSONNEL

La PMI comprend deux secteurs :

- un secteur social avec un chef assistant social et des assistantes sociales, des éducateurs de jeunes enfants ;
- un secteur médical avec un médecin chef de la PMI, des médecins, des puéricultrices, des infirmières, des auxiliaires de puériculture, des secrétaires médicales.

LES ACTIVITÉS

Le centre de PMI a plusieurs activités :

- les visites médicales en milieu scolaire ;
- les consultations ;
- les visites à domicile ;
- les lieux d'éveil.

LES OBJECTIFS RELATIONNELS

Je parlerai de ce que j'ai vécu dans l'un de ces lieux d'éveil.

En effet, j'ai dû me rendre régulièrement dans un des lieux d'éveil de la PMI, qui a une capacité d'accueil d'une soixantaine d'enfants.

Dans ces lieux d'éveil, la PMI accueille les assistantes maternelles et les enfants qu'elles ont en charge, de 8 h 30 à 10 h 15, puis les mamans et leurs enfants de 10 h 15 à 12 h.

Ces lieux d'accueil permettent :

- aux assistantes maternelles et aux mères de se « décharger » un moment de leurs enfants ;
- de donner aux mamans qui connaissent quelques difficultés l'occasion d'apprendre à se séparer de leur(s) enfant(s) ;
- aux enfants l'occasion de se socialiser ;
- aux mères, celle de faire des connaissances et de communiquer.

L'expérience de communication avec Ilian

Après un petit temps d'observation, Ilian, enfant sous la responsabilité d'une assistante maternelle, fut celui sur lequel il me fut proposé de porter mon attention afin de créer une relation, ce qui semblait bien difficile au premier abord.

Les lieux d'éveil sont en quelque sorte de grandes salles de jeux, avec divers tapis de jeux pour les bébés, pour les moyens et pour les plus grands.

D'autres activités telles que pâte à modeler, peinture ou puzzle sont également proposées aux plus âgés dans une autre pièce.

Dès la première séance d'éveil, j'ai donc eu l'occasion de faire, à la demande de la puéricultrice, l'observation du petit Ilian, deux ans et demi, qui manifeste divers troubles inexpliqués et encore non diagnostiqués. Cependant, il m'a été présenté comme un enfant relevant de la pédopsychiatrie.

OBSERVATION D'ILIAN

Au fil de mon observation, j'ai pu effectivement constater les comportements particuliers d'Ilian :

– regard fuyant, voire incapacité de regarder fixement dans les yeux ;
– destruction systématique des jeux, il jette tout loin de lui ;
– difficulté à accepter une interdiction, refus absolu d'entendre le « non » prononcé par un adulte, ce qui peut laisser supposer qu'il ne comprend pas toujours ce qu'on lui dit : par exemple, il marche systématiquement sur le tapis des bébés ;
– en aucun cas, Ilian ne joue avec les autres enfants. Il semble ne porter aucun intérêt aux occupations des autres. J'ai pu observer qu'il a parfois des attitudes brutales avec eux. Il pratique ce que j'appelle le « câlin-étrangleur » : s'approche d'un autre enfant, le prend par le cou dans un geste câlin qu'il pousse à l'extrême, étranglant quasiment l'autre, ce qui nécessite l'intervention de l'adulte. Est-ce son mode de manifestation de son affection ?
– Ilian ne parle pas. Il émet seulement quelques sons incompréhensibles ;
– Ilian ne sait pas se fixer sur un jeu, il ne peut maintenir son attention et passe sans cesse d'une activité à une autre ;
– il arrive, sans raison apparente, qu'Ilian se mette à courir et crier en agitant les bras. Que veut-il exprimer ? Cherche-t-il à manifester ses sentiments au groupe ou est-ce seulement l'expression de ce qu'il vit seul « dans son monde » ?

ANALYSE DU COMPORTEMENT D'ILIAN

Après ce temps d'observation, et au vu de l'inadaptation d'Ilian dans ses attitudes et ses réactions, je décide, avec l'accord de la puéricultrice et de l'assistante maternelle qui l'a en charge, de tenter une approche d'Ilian et d'établir, si possible, un lien de communication.

Aussi entrepris-je de suivre Ilian dans le moindre de ses mouvements, afin d'analyser au mieux ses gestes, ses attitudes, dans le but d'entrer dans « son univers ».

Manifestement, Ilian n'accepte le contact que si l'initiative vient de lui-même. Toutefois, je l'interpelle très fréquemment, me mettant à sa hauteur et face à lui, en lui expliquant pourquoi il lui est interdit de marcher sur le tapis des bébés, et pourquoi il ne doit pas jeter les jouets.

Je tente de m'immiscer petit à petit dans ses jeux.

LES PROGRÈS D'ILIAN

Dès lors, le comportement d'Ilian se modifie quelque peu. À force d'explications, et au fil des rencontres, Ilian fait des progrès :

- il ne jette plus les jouets de manière systématique ;
- il ne piétine plus comme auparavant le tapis des tout-petits ;
- il garde malgré tout ses gestes brutaux envers les autres enfants, mais s'arrête de serrer ses copains quand on le lui demande.

Mon intervention à ce niveau est donc presque inutile alors que je devais, jusqu'à présent, le détacher *manu militari* de son camarade pour qu'il le lâche. Plus que je ne l'espérais, et surtout beaucoup plus vite (nos stages ne durant qu'un mois !), Ilian, non seulement accepte de manière consciente ma présence auprès de lui, mais il cherche à m'inclure à présent dans ses jeux, à sa manière.

À cette étape, je ne lui propose pas de jouer à tel ou tel jeu, mais je tente de comprendre ce qu'il attend de moi et me laisse « manipuler » comme il l'entend.

Le dernier jour de mon stage, je suis donc allée une dernière fois sur le lieu d'éveil. Il faut préciser que si Ilian témoigne parfois son affection à ses camarades de jeu, il ignore, en général, royalement les adultes qui l'entourent.

Ce jour-là, Ilian semble content de me voir. Il fait le tour de la salle, peut-être pour se situer et prendre ses marques dans cet espace et à la stupéfaction de toute l'équipe, Ilian court dans mes bras.

Devant cet événement, les professionnelles qui m'encadrent restent coites. Elles n'avaient, jusqu'à présent, pu créer de relation privilégiée avec Ilian, car elles manquent de temps et doivent s'occuper de beaucoup d'enfants. Elles sont donc ravies et convaincues qu'une petite brèche s'est ouverte dans l'univers d'Ilian, dans laquelle elles vont pouvoir tenter de s'engouffrer.

Elles pensent que s'amorcera ainsi le début d'un meilleur contact, d'une meilleure compréhension du comportement d'Ilian.

NOUVEL OBJECTIF D'ACTIVITÉ D'ÉVEIL POUR ILIAN

Mais si Ilian m'accepte dans ses jeux, il a toujours autant de difficultés à se fixer plus de quelques instants sur la même activité. Aussi, je me donne comme objectif, pour cette dernière matinée d'éveil auprès de lui, d'essayer de l'amener vers une nouvelle activité, à savoir les puzzles et de tenter de l'y garder attentif un petit moment.

Je dirige donc Ilian vers la salle d'activité, lui montre une chaise sur laquelle il s'installe, et m'assieds moi-même à côté de lui.

Je lui présente un petit puzzle facile. Mais Ilian repousse tout à coup sa chaise, prend le puzzle et le jette à terre. Aussitôt je me lève, m'agenouille, prends Ilian face à moi et lui explique calmement qu'il ne peut pas se permettre de faire cela, que s'il ne veut pas jouer il ne joue pas, mais qu'il se doit de respecter les jeux et ne peut pas les jeter ainsi.

Ilian semble d'abord interloqué, puis après un long moment d'hésitation durant lequel je ne dis ni ne fais rien, il finit par se baisser et ramasser le puzzle, qu'il pose sur la table avant de s'en aller.

Du fait des précédentes matinées d'éveil, où je suivais Ilian pas à pas pour mon observation, j'imagine qu'il devait s'attendre à ce que, comme d'habitude, je continue à m'occuper de lui.

Au contraire, forte de l'attitude d'Ilian vis-à-vis de moi à son arrivée, je fais le pari et j'ose le dire : « j'espère secrètement une réaction positive de sa part ».

Je décide donc de ne pas bouger. Mieux, je commence à jouer avec les autres enfants assis autour de moi.

Quelques minutes se passent, puis j'aperçois Ilian qui semble vouloir revenir, sans pour autant s'approcher réellement. Je ne saurais dire alors s'il hésite vis-à-vis de moi, ou si la présence des autres enfants le dérange.

Je ne m'y attarde pas et ne lui porte volontairement aucun intérêt, attendant sa réaction. Ilian disparaît à nouveau de mon champ de vision, puis revient subitement, en courant, criant et agitant les bras. À mon grand étonnement, il se jette sur moi et me serre fort la jambe.

Je lui parle alors, lui caressant la tête pour lui témoigner mon affection. Puis, je lui propose à nouveau de faire un puzzle : nouveau temps d'hésitation, Ilian reste prostré, le regard dans le vide. J'attends.

Enfin, il se décide, prend le puzzle et le pose sur mes jambes, puis commence à le faire. Mais très vite il s'arrête et s'en va. Je ne bouge toujours pas, et peu après Ilian revient vers moi. Il prend le puzzle resté sur mes genoux, le dépose sur la table et me tape la cuisse. Je crois alors comprendre qu'il me demande de l'asseoir sur mes genoux et même si je ne suis pas très sûre de mon interprétation, je tente l'expérience. Je lui demande s'il veut monter et l'installe sur mes genoux. Ilian a l'air content.

Nous faisons alors le jeu ensemble. Ilian repousse les autres enfants qui viennent me solliciter, mais à présent sans brutalité ni agressivité.

Ilian se retourne parfois comme pour me regarder, mais à aucun moment il ne me regarde réellement. En tout cas je ne rencontre pas son regard.

Pour ce qui est du puzzle, même si Ilian ne parvient pas concrètement à le réaliser, voilà plusieurs minutes que nous jouons ensemble sans qu'il ait bougé ou se soit dispersé.

Les méthodes communicatives utilisées

Entrer en communication, c'est parvenir à échanger des informations, des sentiments, des émotions avec quelqu'un.

Entrer en communication avec un petit enfant implique de mettre en œuvre tous nos moyens de communication, car selon son âge, il s'exprime peu ou mal par la parole.

J'ai donc été amenée à être très attentive à ses attitudes, ses gestes, ses cris, pour essayer de comprendre ce qu'il cherchait à exprimer et avec lui, j'ai utilisé les registres de communication verbale et de la communication non verbale.

LA COMMUNICATION VERBALE

C'est parler à l'enfant, lui expliquer simplement les choses ou les interdits et les répéter calmement si nécessaire et se mettre physiquement à la hauteur de l'enfant, c'est-à-dire se baisser, voire s'agenouiller, afin que nos visages soient au même niveau et que les expressions de l'enfant soient aisément perceptibles.

LA COMMUNICATION NON VERBALE

Dans cette situation, elle est, de fait, la plus utilisée.

Alors « je suis là » présente régulièrement près de lui, l'accompagnant dans ses activités pour essayer d'échanger au travers de ses jeux, intervenant pour mettre fin à ses « câlins étrangleurs », avec certes quelques paroles, mais davantage de gestes.

Le langage du regard n'est pas possible avec Ilian qui fuit ce contact.

C'est la raison pour laquelle, une nouvelle fois, c'est par les gestes que je lui explique mon affection « par exemple en lui caressant la tête » (*cf.* 1re partie).

L'évaluation de mon action

Durant ce stage et grâce à l'analyse qui m'a été proposée, je vais essayer d'évaluer mes points forts et mes points faibles, en tant que future professionnelle auxiliaire de puériculture, dans une situation de communication avec un enfant.

LES POINTS FORTS

J'ai pris avec grand intérêt tous les renseignements que les membres de l'équipe ont pu me donner pour m'aider à approcher Ilian et j'ai apprécié leur soutien :

– j'ai su observer avec beaucoup d'attention et discrétion les cris, les comportements, les gestes d'Ilian ;

– j'ai ensuite tenté de les analyser, de comprendre leur signification avant une quelconque intervention, sauf en cas d'urgence évidemment, tels que les « câlins étrangleurs » ;
– j'ai été très patiente avec Ilian, répétant avec calme les consignes ou les interdits, variant paroles et gestes pour les lui faire accepter ou pour lui manifester ma bienveillance à son égard.

Je crois avoir réussi à appliquer les techniques de communication enseignées à l'IFAP.

LES POINTS FAIBLES

Dans un premier temps, je me suis laissé trop impressionner par le fait qu'Ilian n'est pas tout à fait un enfant comme les autres, l'équipe le présentant comme un enfant relevant de la pédopsychiatrie. C'est pourquoi j'ai pensé que, sans doute, je ne pourrai pas faire grand-chose avec lui !

Dans un second temps, je lui ai sans doute consacré trop de temps, et surtout une attention exclusive, au détriment des autres enfants. J'ai pris le risque qu'il s'attache à moi, alors que je n'étais que de « passage ».

Conclusion

Cette réflexion sur mon travail en stage, et en particulier l'évaluation de ma communication, m'a permis de mesurer l'importance de prendre du temps pour « se retourner sur soi », et améliorer ainsi ses qualités professionnelles.

Elle m'amène à considérer également l'intérêt de chercher à toujours se former davantage. Je pense par exemple qu'il serait intéressant d'en savoir plus sur ces enfants qui, comme Ilian, ne sont pas tout à fait comme les autres.

➤ Remarques du formateur

Ce sujet nous montre une fois encore qu'il est important pour entrer en communication avec l'autre de casser toutes les barrières qui empêchent la relation à l'autre :
– les étiquettes : ici cet enfant relève, du fait de son comportement, de la pédopsychiatrie ;
– les préjugés : lorsqu'un enfant « n'est pas tout à fait un enfant comme les autres ».

L'élève a bien souligné qu'il est important de s'adresser à l'enfant comme à toute autre personne, de se mettre à sa hauteur afin de capter son regard et de retenir son attention, c'est un postulat indispensable pour instaurer une relation de confiance avec un enfant, et ce quel que soit son âge ou handicap.

SUJET 3 Situation de communication en stage en IME

Introduction

Ce travail va porter sur une situation de communication avec une enfant polyhandicapée de 12 ans, Océane, dans le cadre d'une prise en charge globale (moment de détente, bain et soins au corps) dans un IME (Institut médico-éducatif).

Tout d'abord, je présenterai le cadre de mon stage : ma place dans la structure et mes premiers pas.

Dans un deuxième temps, je décrirai la jeune fille et je retracerai notre rencontre ainsi que nos premiers contacts.

Ensuite, j'exposerai la situation relationnelle.

Et enfin, avant de conclure, j'essayerai d'analyser au mieux ce moment privilégié.

Présentation

MA PLACE DANS L'ÉTABLISSEMENT

Pendant toute la durée de mon stage (4 semaines) en IME, j'ai été rattachée au groupe des « petits diablotins ».

Ce groupe comprend 8 enfants polyhandicapés âgés de 3 à 12 ans.

7 d'entre eux sont accueillis en « semi-internat », c'est-à-dire qu'ils rentrent à leur domicile chaque soir, et 1 est en internat de semaine ou de quinzaine, en fonction des besoins et de la demande de la famille.

Le personnel qui m'encadrait comprend :

- 3 auxiliaires de puériculture ;
- 2 aides médico-psychologiques ;
- 1 infirmière.

J'ai eu la chance de pouvoir effectuer des horaires variés (matinée/après-midi ou après-midi/soirée), de connaître des périodes différentes (« classiques » ou vacances scolaires), mais aussi de participer à l'accueil et à l'intégration de deux enfants ainsi qu'aux réunions d'équipe.

MES PREMIERS PAS

Ce stage, au contact quotidien avec des enfants polyhandicapés, était tout d'abord mon premier stage de l'année mais surtout un tout nouvel univers pour moi, un milieu inconnu que je devais découvrir, m'approprier et enfin « maîtriser ».

J'appréhendais beaucoup mes premiers contacts avec les enfants, mais l'équipe a su très rapidement me mettre à l'aise, m'expliquer les choses. Je me suis laissé guider par leur rythme, leur expérience.

Chaque enfant était différent, chacun présentait une pathologie, des troubles ou un degré de handicap propre mais tous restaient incapables de répondre à la plupart des besoins fondamentaux et donc entièrement dépendants d'autrui.

Majoritairement leur compréhension face à une communication verbale restait très limitée, certains d'entre eux n'ayant même aucune perception visuelle et/ou auditive.

Tout cela était nouveau pour moi et cette frontière, cette barrière entre eux et moi, me paraissait infranchissable, un échange me paraissait impossible.

Rapidement, j'ai osé exprimer mon ressenti à l'ensemble de l'équipe. Ainsi, mes questions ont trouvé des réponses et mes incompréhensions des explications.

Après une période d'observation et d'écoute active, j'ai appris à trouver ma façon à moi de rentrer en communication avec eux, ma manière propre de les accompagner au fil de la journée selon leur rythme et leurs besoins.

Peu à peu, j'ai trouvé ma place dans le groupe, aussi bien avec les enfants qu'avec l'équipe. Je me suis imprégné de leurs habitudes, de leur rythme selon le déroulement de la journée.

Et tout en gardant un certain recul, j'ai pu devenir « acteur » au sein du groupe, utiliser mes acquis, exploiter mes compétences mais surtout enrichir mes connaissances et mon vécu.

Toutes ces raisons m'ont donné envie de vous faire partager cette expérience.

Océane

QUI EST-ELLE ?

Océane est une fillette de 12 ans très curieuse de tout ce qui se passe autour d'elle, mais craintive, souriante et parfois aussi coléreuse.

Ses cheveux noirs mi-longs entourent son visage aux yeux foncés.

Son métabolisme et ses acquisitions me font parfois oublier que c'est une préadolescente. En effet, elle mesure aujourd'hui 1 m 20 et pèse 22 kg.

Elle souffre de tétraplégie ainsi que de cardiopathie. De plus, elle a une déficience auditive profonde ainsi qu'une baisse de l'acuité visuelle. Tous ces maux sont des séquelles d'une toxoplasmose congénitale.

Enfin, son hypotonie, ainsi que son manque de force musculaire, nécessite l'utilisation d'appareillages spécifiques et un suivi médical très strict (séances d'orthophonie et d'orthoptie, prise en charge individuelle en psychomotricité et kinésithérapie).

Depuis l'âge de ses 3 ans, elle est prise en charge en accueil d'internat de semaine, à l'IME. En effet, sa maman exprime beaucoup de difficultés et de souffrance face au handicap de sa fille. Suite à une procédure judiciaire de placement, elle garde des droits parentaux mais ne voit que très rarement Océane, qui vit en famille d'accueil, chez une assistante maternelle, depuis sa naissance.

Chaque matin, après avoir pris son petit-déjeuner précédant les soins au corps et l'habillage, Océane doit être verticalisée pendant 1 h 30 au minimum.

Les effets bénéfiques de cette posture sont nombreux : amélioration des principales fonctions (digestive, circulatoire, respiratoire, urinaire) et de la structure osseuse, préservation de l'état orthopédique, prévention de nombreux troubles liés à l'immobilisme (transit intestinal, escarres...), station debout facilitée, ...

À midi, la présence d'un adulte auprès d'elle est obligatoire, afin de l'assister et de l'aider dans chacun de ses gestes.

Pendant les repas, elle essaye de tenir sa petite cuillère, elle a une préhension encore difficile, et elle préfère souvent manger avec les doigts. Elle boit seule au verre même si elle éprouve encore des difficultés pour gérer le débit.

Son handicap la privant de nombreux mouvements fonctionnels, Océane passe beaucoup de temps assise, dans le siège moulé de son fauteuil roulant.

Après le goûter, dans le temps d'internat, elle est baignée et reçoit des soins au corps visant à la détendre.

Le repas du soir terminé, c'est la préparation pour la nuit qui commence. Cela demande beaucoup de vigilance.

Au moment du coucher, Océane est appareillée, c'est-à-dire qu'on lui place des attelles au niveau des pieds. Une bonne installation dans son lit est nécessaire lui apportant, un peu de confort propice à un bon endormissement.

En ce qui concerne la propreté, Océane a des couches personnelles la journée ainsi que la nuit et une mise au pot lui est proposée après le repas du soir.

Dans le groupe, Océane observe beaucoup et est très craintive des enfants les plus mobiles. Elle aime souvent être isolée et lorsqu'on semble la déranger, elle tourne la tête.

Malgré cela, elle participe à l'ensemble des activités proposées par le personnel (pâtisserie, Bao-Pao, ateliers d'éveil sensoriel, piscine, ballades à l'extérieur...) et mises en place par les intervenants extérieurs (musicothérapie...).

Ensuite, dans sa relation avec les autres, elle sollicite souvent l'adulte par le regard ou en tapant sur la tablette de son fauteuil. Elle m'interpelle aussi en cas de nécessité ou lorsqu'elle se sent en danger.

Enfin, elle sait exprimer ses joies et ses colères aussi bien par des cris ou des pleurs, des mimiques ou des gestuelles, mais aussi parfois en souriant.

NOTRE RENCONTRE

Ma 3e semaine de stage a été un peu spéciale car elle se déroulait sur une période de vacances scolaires. La structure était presque vide, étrangement calme.

En effet, les enfants des autres groupes (autistes...) avaient rejoint leurs proches pour quelques jours hors de leur unité.

Seuls 3 enfants de mon groupe étaient présents durant cette semaine. Il en était de même pour le groupe voisin, si bien que nous avons été réunis.

Cette « fusion » m'a permis de connaître d'autres enfants, de voir des moyens de prise en charge différents, de participer à de nouvelles activités, dans un cadre similaire certes, mais dans une atmosphère plus apaisée.

C'est ainsi que j'ai rencontré Océane.

Dès les premiers instants, elle a attiré mon attention. J'ai ressenti que quelque chose « passait » entre nous, qu'un échange était peut-être possible.

Est-ce que mon interprétation est bien réelle ?

Ou est-ce juste le fruit de mon imaginaire, de mon désir inconscient ?

Je ne peux le dire avec certitude mais je veux y croire...

NOS PREMIERS CONTACTS

Au fil des jours, j'ai réalisé que si je voulais entrer en communication avec un enfant, il fallait que j'exploite mes capacités d'observation, d'écoute, d'analyse et de patience.

C'est à travers leurs comportements qu'ils se disent, qu'ils expriment leurs besoins, leurs désirs. J'ai compris que communiquer c'est tout d'abord être à l'écoute.

Ensuite, j'ai essayé de m'approprier la manière de communiquer de l'équipe.

Les enfants ont besoin de temps, de gestes doux anticipés verbalement. L'intonation de chaque phrase est particulière, afin que l'enfant puisse percevoir une explication ou un avertissement, des félicitations ou un encouragement, et à l'inverse, une dispute.

L'utilisation du questionnement, du murmure, de la chanson, est très importante. Et même si une réponse verbale n'arrive pas, un retour existe. En effet, il me semble deviner un changement dans l'expression de leurs visages, et parfois même, pour certains, des gestes qui semblent retranscrire leur sentiment.

Cathy, ma référente et collègue de travail, me fait part qu'Océane a un grand besoin de relation, de sécurité et de repères pour qu'elle puisse s'épanouir. En souriant, elle me dit : « Océane... c'est une princesse avec un caractère de cochon ! »

Même si elle reste dépendante de l'adulte, le bain ainsi que les soins au corps (massages...) sont des moments qu'elle apprécie tout particulièrement.

Au lever, Océane est souvent réveillée, un petit sourire aux lèvres, elle me tend les bras dès que j'arrive.

Pareillement, le moment du coucher se passe bien. Elle n'exprime pas de résistance et s'endort facilement.

Tout d'abord en recul pour l'observer plus longuement, et ensuite présente à ses côtés pendant les prises en charge, je commence peu à peu à mieux la connaître...

La situation relationnelle

Après le départ des enfants externes, je me retrouve avec Cathy, seule adulte de l'équipe encore présente. Elle m'informe qu'elle s'occupera de Bastien et que je peux, si je le désire, prendre en charge Océane.

Malgré sa déficience auditive profonde, et visuelle à un degré moindre, un de ses plaisirs est de regarder les dessins animés à la télévision, un loisir qui lui était occasionnellement accordé. Elle avait sa petite « compil' » de DVD bien à elle.

Ce soir-là, Cathy me donnait son accord pour faire ce plaisir-là à Océane. Je l'accompagnais donc dans cette salle si précieuse, « magique » pour elle.

Je prenais garde à ce qu'elle soit confortablement installée, mais aussi, bien positionnée face à l'écran.

Même si j'avais appris à la connaître, beaucoup de choses m'échappaient encore :

- quel dessin animé préférait-elle ?
- lequel avait-elle envie de regarder ?

Je lui pose la question même si je sais qu'aucune réponse ne va sortir de sa bouche. Alors je prends le temps de lui montrer chacune des boîtes illustrées.

« Alors, lequel as-tu envie qu'on regarde tous les deux ? Cendrillon, est-ce que celui-là te plaît ? »

Océane tourne la tête, j'en déduis que ma première proposition ne lui convient pas.

« D'accord, c'est pas grave. Ensuite, il y a "Dora, l'exploratrice", ça te tente ? »

Son corps en état d'agitation sur son fauteuil me laisse en déduire la suite.

« Non ? T'as raison, je la connais et moi non plus je ne l'aime pas trop. Alors maintenant on a Madeleine et le roi. »

À peine eus-je fini ma phrase qu'il me semble deviner une ébauche de sourire sur ses lèvres.

« Celui-là ? Ok ! C'est un super choix ! »

Pendant les quelques minutes qu'a duré la projection du dessin animé, je la sentais captivée Elle paraissait être tout simplement bien. Je respectais donc son moment.

Communiquer, c'est aussi savoir respecter un silence qui en dit parfois bien plus qu'un long discours.

Quand je voulus vérifier la position d'une des sangles de son fauteuil, ma main rentra en contact avec son corps, et sous cette sensation, elle me l'agrippa fermement. Je n'opposais pas de résistance et peu à peu sa pince est devenue plus douce, jusqu'à ce que nos mains soient juste posées l'une sur l'autre.

– Était-ce un moment de tendresse, d'affection pour elle ?
– Ou un simple « mécanisme réflexe » ?
– Qui sait... mais cette pause tactile fut très agréable.

Quand Cathy eut fini le bain du petit garçon, elle continua en s'occupant de son repas.

Ce fut donc notre tour de rejoindre la salle de bain.

Une fois détachée de son fauteuil, elle me tendit les bras et s'accrocha à mon cou jusqu'au chariot de douche.

Je fermais presque entièrement la porte afin de garantir son intimité mais aussi de préserver ce moment de relation privilégiée.

Tout en l'informant que je vais la déshabiller, je commence à lui fredonner une petite chanson, une mélodie douce. Je savais qu'elle n'appréciait pas ce moment. En effet, avec son état de tension musculaire, ses membres raidis se plient difficilement pour enlever ses vêtements. J'essaye donc de faire au mieux, avec patience et douceur, tout en la rassurant.

En même temps je fais couler l'eau de son bain.

« J'ai conscience que c'est difficile. Moi non plus je n'aime pas ça, tu sais. Mais tu vas voir, si tu m'aides un peu, ça va aller vite et après on pourra s'éclater dans le bain ».

Une fois cette épreuve passée, je la savonne délicatement selon la méthode que l'on m'a apprise. Sa peau fragile marque très vite, alors je prends garde afin d'éviter toute agression cutanée.

« Attends, regarde, je vais juste vérifier si la température de l'eau est bonne d'accord ? Ça ne serait pas chouette si c'était trop froid ou trop chaud. »

La température est parfaite. Je la dépose donc doucement dans l'eau pour ne pas la surprendre.

« Voilà, super ! »

Une fois dans l'eau, son corps, si souvent crispé, se relâche peu à peu. Elle paraît sereine, libérée de toutes ses tensions.

Des sons sortent de sa bouche, un sourire se dessine sur ses lèvres et l'agitation des membres de son corps me laisse percevoir un état de bien-être évident.

Et même si à ce moment je ne peux pas dire qu'elle communique directement avec moi, mais plutôt qu'elle exprime son propre plaisir à se retrouver dans ce milieu aquatique, son plaisir me touche aussi, et, d'une manière inconsciente, en extériorisant son ressenti, elle me communique son bien-être.

À l'aide de ma main, je fais doucement couler de l'eau sur son corps pour la rincer petit à petit.

« Ça va ma belle ? T'es bien ? Tu te régales ? »

Toutes ces questions, je les lui pose même si je doute du contraire. Et quand, par moment, son regard accroche le mien, mes doutes s'envolent...

Je n'ose plus la déranger, si ce n'est par des caresses, des chants et des bercements.

Ce soin, pourtant si « simple » en apparence, semble lui procurer tellement de plaisir. J'en viens à penser, que nous, soi disant « normaux », sommes bien loin de tout ça. Nous sommes si souvent, dans le désir de nouveauté, pour ne pas ressentir de lassitude ou d'ennui, dans le besoin de confort, alors que finalement si peu de chose suffise. Si seulement nous savions saisir et profiter de l'instant présent...

Après l'avoir lavée, je prends une grande serviette et l'enveloppe bien au chaud.

Son visage crispé et son corps raidi à présent me communiquent son mécontentement de quitter ce milieu où elle était si bien.

« Je sais que ça ne te plaît pas. Si j'avais le choix je ferais autrement. Tu vas voir, on va vite se sécher et s'habiller et après il y a un bon repas qui nous attend. On va se régaler ! »

Mes paroles sont sûrement loin de la combler mais elles semblent cependant la rassurer, l'apaiser.

Je la pose délicatement sur le plan de change.

« Regarde, si tu veux je peux t'appliquer doucement ta crème, en plus elle sent super bon ! »

Même si cela ne la fait pas réagir, j'essaye de la lui faire sentir, de lui faire partager ce plaisir odorant.

En me laissant guider par son corps, petit à petit, je commence à la masser avec délicatesse. Tout en alternant des moments de paroles, de petites berceuses, mais aussi des temps de silence, j'écoute et j'observe la manière dont son corps réagit.

J'essaye d'anticiper verbalement chacun de mes gestes, de lui indiquer quelle partie de son corps est concernée, qui sous l'influence de mes mains commence au fur et à mesure à se détendre.

J'eus une surprise agréable quand je vis qu'elle avait passé ses mains derrière son cou pour y reposer sa tête. En la regardant ainsi, je ne pouvais m'empêcher de sourire.

Je la sentais concentrée, absorbée par le ressenti de son corps.

Ce moment fut magique, aussi bien pour elle que pour moi.

Je lui mets sa couche, enfile son joli pyjama, lui sèche les cheveux et la coiffe.

« On dirait une princesse, tu es belle comme tout. »

À l'écoute de ces paroles, je vois un léger sourire sur son visage.

- Les a-t-elle comprises ?
- Ont-elles un sens pour elle ?

Je l'espère en tout cas...

« Je ne sais pas ce que tu en penses mais ça m'a donné faim tout ça. Allez viens, on va prendre un bon repas. »

Je la porte doucement et l'installe près de la table dans son fauteuil.

Au menu ce soir : salade verte, lasagnes et laitage.

Pendant que je prépare son assiette, Cathy finit de donner à manger à Bastien.

La nuit tombée, l'agitation intense de la journée envolée, l'ambiance est calme, paisible. Tout le monde semble détendu.

Analyse de cette situation

L'ENTRÉE EN RELATION AVEC OCÉANE

Le lourd handicap d'Océane la prive de nombreux mouvements fonctionnels et nécessite l'utilisation d'appareillages spécifiques ainsi qu'une prise en charge régulière en kinésithérapie, psychomotricité et ergothérapie.

Ces actions qui m'avaient paru comme « barbares » à mon arrivée sont indispensables. Tout d'abord pour éviter les positions vicieuses que peuvent prendre ses membres mais aussi pour assurer son confort et maintenir ses acquis.

Depuis son arrivée dans la structure, les progrès d'Océane sont nombreux mais ils restent malgré tout longs et lents, tandis qu'à l'inverse, toute régression est brutale et évolue rapidement.

Sa déficience auditive reste cependant un frein à sa progression. Afin qu'elle puisse évoluer favorablement sur le plan de la communication, l'équipe médicale projette la mise en place d'un appareillage auditif.

Chaque jour, par l'attention, la vigilance, la surveillance de tous les instants et les soins prodigués, le personnel essaye de répondre au mieux aux besoins d'Océane en respectant son rythme, ses possibilités et limites (fatigabilité et désir) afin de favoriser son épanouissement et que sa vie soit la meilleure possible.

J'ai donc naturellement essayé, dans notre relation pendant le dessin animé, au moment du bain et des soins au corps, de tendre au mieux vers cette philosophie, d'inscrire ma prise en charge dans ce contexte.

- **Le dessin animé**

Malgré sa déficience auditive ainsi que visuelle, Océane adorait passer un petit moment devant la télévision à regarder le dessin animé de son choix.

Elle était très bien intégrée au groupe mais elle restait craintive vis-à-vis des autres enfants et elle aimait souvent être isolée.

Le fait de se retrouver simplement avec un adulte dans une pièce calme, pour profiter pleinement de ce plaisir qui lui était accordé selon le planning, le moment de la journée et la disponibilité du personnel, la rassurait et elle semblait vraiment apprécier ces instants.

J'imagine que cette salle était en quelque sorte son petit « refuge », un endroit magique à ses yeux.

En refusant de regarder « Dora l'exploratrice » par exemple et en m'indiquant celui qu'elle voulait à la place, elle m'a tout simplement montré qu'elle savait choisir, qu'elle avait des préférences.

Même si ce moment fut bref et sûrement trop court à son goût, j'étais contente de lui apporter ce temps de bien-être et j'ai pris beaucoup de plaisir à partager cela à ses côtés.

- **Le bain**

Le temps du bain, ainsi que les prises en charge individuelles en piscine, sont des moments qu'une grande majorité des enfants semblent apprécier tout particulièrement.

Il en est de même pour Océane.

J'imagine que le contact avec l'eau lui rappelle le milieu utérin dans lequel a débuté sa vie embryonnaire et fœtale.

Une fois plongée dans ce milieu aquatique, ses membres, flottant dans l'eau, se sont détendus et relâchés.

D'un état de tensions omniprésentes et de contraintes appliquées à son corps, elle est passée à un certain état de liberté.

Les soins que je lui ai prodigués à sa sortie du bain, dans un lieu calme, « intime » et une ambiance sereine, ont permis à son corps de se dénouer pour quelques instants des tensions qui l'habitent si souvent tout au long de la journée.

Par sa réaction, lorsqu'est venu le moment de terminer ce soin, elle m'a clairement communiqué son mécontentement, elle m'a tout simplement montré que ce n'était pas son désir.

Et j'ai senti que, petit à petit, elle s'éloignait à nouveau de moi pour revenir dans son monde.

LES TECHNIQUES DE COMMUNICATION UTILISÉES

En acceptant de me laisser m'occuper seule d'Océane, Cathy ma collègue de travail, m'a donné la chance de pouvoir faire preuve de disponibilité et ainsi d'avoir un rapport privilégié avec la fillette. Cela m'a permis de prendre confiance en moi et d'effectuer mon action en rentrant pleinement en relation avec Océane.

Au-delà du fait que le handicap qui atteint ces enfants, les prive de pouvoir exprimer verbalement leurs désirs, leurs envies, leurs émotions et leurs ressentis, une des caractéristiques de la majorité des enfants polyhandicapés est leur manque de compréhension face à une communication dite « normale », une communication verbale simple.

J'ai donc veillé à la façon dont je lui parlais, je me suis appliqué à faire attention que chacune de mes paroles lui soit directement et personnellement adressée, en jouant et en insistant tout particulièrement sur les intonations de mes mots, le rythme de mes phrases.

J'ai aussi essayé d'anticiper verbalement chacun de mes gestes afin de lui expliquer quelle partie de son corps serait concernée pour ne pas la surprendre.

Pour que ma prise en charge tende à répondre au mieux à ses attentes et besoins, j'ai essayé d'écouter ce que son corps me « disait », je me suis laissé guider par ses expressions et ses émotions du moment.

Par l'expression de mon visage, dans ma manière de la regarder, de lui sourire ainsi que dans la délicatesse que je m'appliquais à donner à chacun de mes gestes, j'ai voulu moi aussi lui communiquer mon ressenti, lui faire part de mon plaisir à lui apporter ce temps de liberté corporelle et de bien-être et enfin, tout simplement ma joie de partager ce moment avec elle.

ÉVALUATION DE LA RELATION

Cette expérience, que j'appréhendais beaucoup au départ, a été enrichissante à tous les niveaux.

Elle m'a permis de développer ma sensibilité et d'affiner mes antennes.

J'ai appris, auprès des enfants, à évoluer dans un mode de communication nouveau pour moi, auquel je n'étais pas habitué. Loin de mes repères j'ai compris que, parfois, voir ou entendre quelque chose ne suffit pas, une écoute et une observation actives sont bien plus judicieuses.

En m'imprégnant chaque jour un peu plus des gestes et de la conduite du reste de l'équipe, mais surtout aussi en me laissant guider par Océane, je pense avoir su cerner ses besoins et, je l'espère, répondre à ses attentes.

Malgré tout, je me rends compte que dans la majorité des cas, je ne peux que deviner et interpréter les messages que je reçois.

En adoptant mes actions selon mon ressenti, ma prise en charge résulte donc d'une analyse subjective, mais, qui je l'espère, ne s'éloigne pas trop de ce qui se passe réellement, cliniquement, dans le corps d'Océane.

S'occuper de ces enfants ne s'improvise pas et mon regret principal restera mon manque d'informations et de connaissances sur le polyhandicap.

Mais si je me retrouve un jour confronté à une expérience similaire, je sais que je continuerais à rester dans le respect, l'observation et l'écoute du corps de ces enfants qui ne peuvent me communiquer autrement leurs émotions.

Conclusion

On dit souvent que ce n'est pas parce qu'on ne verbalise pas les choses, les émotions ou les sentiments, qu'ils n'existent pas.

J'ai réalisé, au contact quotidien des enfants, que pour communiquer les mots ne suffisent pas toujours.

Le langage du corps, le regard, le toucher ou l'expression du visage sont bien d'autres moyens pour créer un lien avec une autre personne.

Les mots peuvent exprimer beaucoup de choses mais à force de les utiliser, de les entendre, ils perdent un peu de leur sens, de leur force émotionnelle, ils s'usent tout simplement...

Les yeux d'un enfant qui brillent, une main tendue vers soi ou un simple sourire, c'est différent...

À mon arrivée dans la structure, je me souviens m'être dit, en toute honnêteté, que je ne pourrais rien apporter à ces enfants, qu'aucun échange ou lien n'aurait lieu ou raison d'exister.

Cette absence de communication verbale me paraissait être une barrière infranchissable.

Après cette belle expérience, beaucoup de recul et une grosse remise en question de mon comportement aussi bien professionnel que personnel, je pense aujourd'hui que j'étais bien loin de pouvoir saisir l'intensité, la magie de ces moments, bien loin de la réalité.

Le « déclic » a eu lieu, ces enfants ont su me faire partager leur quotidien, leurs émotions.

Ils répondent toujours aux stimulations sensorielles proposées. Parfois ils apprécient, parfois ils rejettent, mais dans tous les cas ils montrent un ressenti.

Plus que par la voix, c'est à travers leurs comportements qu'ils se disent et qu'ils expriment leurs besoins et leurs désirs, alors à nous de prendre le temps et de savoir saisir cette communication.

J'ai encore beaucoup de chemin à parcourir, beaucoup de choses à apprendre pour développer mes sens, affiner mes interprétations, mais je suis sereine, j'ai confiance.

➤ Remarques du formateur

Ce dossier est très complet, tant dans sa description des faits que dans son analyse, on voit ici l'importance de passer la barrière du handicap, sans préjugé, sans jugement, rien qu'une observation sur les faits et gestes de l'enfant.
On retrouve ici tout le processus d'une bonne observation avec :

- **la perception** : les perceptions initiales donnent une image globale de la situation, elles permettent d'interagir avec l'environnement, éventuellement de répondre à un besoin ;
- **l'attention** : c'est-à-dire la focalisation de la perception sur certains points, elle est portée de manière consciente et délibérée, elle amène à préciser les détails de la première impression ;
- **l'observation/évaluation** ou **observation/déduction**, qui met en jeu notre pensée, nos connaissances et aussi le bon sens.

L'observation permet donc :

- de décrire une situation ;
- d'évaluer après description par référence aux connaissances ;
- et d'en déduire une action en fonction de ses connaissances.

Il est donc important de bien observer l'enfant dont on s'occupe afin de répondre au mieux à ses besoins et à ses attentes.
Comme il nous l'a été démontré dans ce dossier, les paroles ne sont pas l'unique moyen de communication, le regard, le toucher sont tout aussi importants et permettent d'entrer en communication avec l'autre.

MODULE 6

Hygiène des locaux

MODULE 6

Conseils méthodologiques

Présentation de l'épreuve du module 6 : hygiène des locaux

Compétences

Utiliser les techniques d'entretien des locaux et du matériel spécifique aux établissements sanitaires, sociaux et médico-sociaux.

Objectifs de formation

L'élève auxiliaire de puériculture doit être capable de :

- identifier et choisir le matériel et les produits appropriés ;
- doser et utiliser les produits en fonction des procédures et des fiches techniques ;
- utiliser les techniques de nettoyage appropriées pour lutter contre les infections, notamment nosocomiales, en appliquant les protocoles et les règles d'hygiène et de sécurité ;
- appliquer les principes d'hygiène dans les lieux de vie collectifs visant à prévenir les infections ;
- identifier et respecter les circuits d'entrée, de sortie et de stockage du linge, des matériels et des déchets ;
- installer le mobilier et le matériel de la chambre en l'adaptant à l'état de la personne ;
- utiliser les techniques de rangement et de stockage adaptées ;
- apprécier l'efficacité des opérations d'entretien et identifier toute anomalie ;
- repérer toute anomalie dans le fonctionnement des appareils biomédicaux et alerter.

Savoirs associés

SAVOIRS THÉORIQUES

L'enseignement théorique portera sur :

– *l'infection et la désinfection* : les mécanismes de l'infection, les techniques de nettoyage, de bionettoyage, de désinfection et de stérilisation ;
– *la prévention des risques liés à l'infection en milieu hospitalier :* les risques d'accident d'exposition au sang, les risques infectieux dans différents milieux de soins, les maladies nosocomiales ;
– *la prévention des risques liés à la sécurité en milieu hospitalier :* les normes d'hygiène publique et de respect de l'environnement, les commissions de vigilance, les formalités de déclaration d'accident, le rôle du comité d'hygiène et de sécurité ;
– *les circuits des déchets à l'hôpital :* les différents types de déchets et de contenants, les obligations légales et réglementaires des établissements ;
– *les règles d'identification et d'utilisation des matériels et des produits ;*
– *les fiches techniques d'utilisation des matériels et des produits ;*
– *les règles concernant l'isolement des patients ;*
– *les règles concernant l'élimination des déchets ;*
– *les règles concernant le stockage des produits.*

SAVOIRS PRATIQUES

Ces savoirs pratiques sont réalisés aussi bien sur les lieux de stage qu'à l'école. Ils portent essentiellement sur :

– *l'hygiène quotidienne de l'environnement du patient ;*
– *le nettoyage et désinfection des matériels et les locaux ;*
– *la prévention des infections nosocomiales* par l'application des techniques d'entretien des locaux et des matériels ;
– *l'isolement des patients* (règles, précautions) ;
– *l'élimination des déchets hospitaliers* solides et liquides résultant des activités de soins et d'hébergement conformément à la réglementation en vigueur (les contenants, les circuits, les délais) ;
– *l'entretien, la prédésinfection, le nettoyage, la désinfection et la stérilisation du matériel médico-chirurgical* destiné à effectuer des actes aseptiques ;
– *le montage, l'entretien et la surveillance du matériel de soins* :
  - pour oxygénothérapie,
  - pour aspiration,
  - pour recueil des urines,
  - pour le transport des patients,
  - pour l'hygiène,
  - le chariot de soins,
  - le chariot de linge,
  - pour le matériel chirurgical divers ;

– *les règles de prévention des accidents d'exposition au sang.*

Niveau d'acquisition et limites d'exigence

Le rôle de l'auxiliaire de puériculture dans la prévention des maladies nosocomiales est approfondi. Son rôle est essentiel, l'auxiliaire de puériculture est un maillon important dans la chaîne de lutte contre les maladies nosocomiales, c'est la raison pour laquelle, l'élève auxiliaire de puériculture doit identifier et expliquer les risques d'infections nosocomiales et comprendre leurs conséquences.

Elle doit connaître, respecter et appliquer les protocoles d'hygiène, les règles de sécurité et les différents circuits (linge, matériels et déchets).

Évaluation

L'évaluation de ce module est une épreuve écrite, anonyme, avec une série de questions (QROC ou QCM).

La durée de cette épreuve est d'1 heure.

Pour la validation de cette évaluation, il faut obtenir une note égale ou supérieure à 10 sur 20.

MODULE 6

Sujets d'entraînement

SUJET 1 Institut d'auxiliaires de puériculture de Marseille

1 Questions à choix multiples

1. Un produit désinfectant est fongicide quand il a le pouvoir de tuer :

A. Les bactéries ❑

B. Les champignons ❑

C. Les virus ❑

2. Les virus sont des microorganismes vivant d'une façon :

A. Autonome ❑

B. Dépendante d'une cellule vivante ❑

3. Lorsque les conditions de vie des bactéries sont défavorables, elles :

A. Se multiplient ❑

B. Forment des spores ❑

4. La flore commensale est constituée normalement :

A. De microorganismes non pathogènes ❑

B. De microorganismes dangereux pour l'homme ❑

5. Une contamination exogène est :

A. La contamination d'une personne par ses propres germes ❑

B. La contamination d'un malade par un visiteur ❑

6. La technique du lavage simple des mains nécessite de :

A. Se savonner, se mouiller, se rincer puis se sécher les mains ❑

B. Se mouiller, se savonner, se rincer puis se sécher les mains ❑

7. Les infections nosocomiales représentent un coût :

A. Humain ❑

B. Social ❑

C. Économique ❑

8. L'antisepsie se définit comme une opération permettant :

A. De tuer ou d'inactiver les microorganismes au niveau des tissus vivants ❑

B. De tuer ou d'inactiver les microorganismes au niveau des surfaces inertes ❑

9. Les antiseptiques peuvent être :

A. Bactéricides ❑

B. Virucides ❑

C. Sporicides ❑

10. La prévention des maladies nosocomiales implique :

A. Le lavage des mains ❑

B. Une tenue adaptée ❑

C. Le respect des circuits ❑

11. En cas d'AEV (accident d'exposition aux risques viraux) le délai recommandé pour consulter est de :

A. 24 heures ❑

B. 4 heures ❑

C. 48 heures ❑

12. À l'hôpital, les DASRI sont assimilés à :

A. Des déchets ménagers ❑

B. Des déchets infectieux ❑

13. À l'hôpital, le port de gants est préconisé pour :

A. L'évacuation des déchets ❑

B. L'évacuation du linge sale ❑

C. L'entretien de l'environnement ❑

14. La méthode combative qui détruit les germes sur une surface inerte s'appelle :

A. L'asepsie ❑

B. La désinfection ❑

15. La décontamination du matériel a lieu :

A. Immédiatement après le soin ❑

B. Après le lavage ❑

16. À l'hôpital, l'entretien des locaux nécessite :
A. Un balayage humide ❑
B. Un balayage à sec ❑

17. Les gants de ménage doivent être nettoyés :
A. Tous les deux jours ❑
B. Tous les jours ❑
C. Toutes les semaines ❑

18. L'eau de Javel est un produit :
A. Antiseptique ❑
B. Désinfectant ❑

19. Un drap non utilisé dans une chambre de patient :
A. Se remet dans la lingerie ❑
B. Se met dans le sac à linge sale ❑

20. La vaccination entraîne la formation dans l'organisme :
A. D'antigènes ❑
B. D'anticorps ❑
C. De toxines ❑

21. Le circuit du linge permet :
A. De protéger les patients ❑
B. De protéger l'environnement ❑
C. De protéger le personnel soignant ❑

22. Un porteur sain est :
A. Porteur de germes pathogènes, mais cliniquement sain ❑
B. Susceptible de transmettre une maladie infectieuse ❑

23. La phagocytose est le processus par lequel :
A. Les leucocytes traversent la paroi des vaisseaux ❑
B. Les leucocytes englobent les microbes et les digèrent ❑

24. À L'hôpital, les déchets sont :
A. Tous évacués par la ville ❑
B. Triés et éliminés selon leur catégorie ❑

25. Le CLIN est une structure de lutte contre les infections nosocomiales au niveau :
A. National ❑
B. Régional ❑
C. Local ❑

26. Les règles de base du nettoyage sont :
A. Du mois sale au plus sale ❑
B. Du plus près au plus loin ❑
C. Du bas vers le haut ❑

27. Le lavage simple des mains dure en moyenne :
A. De 30 secondes à une minute ❑
B. Deux minutes ❑
C. Six minutes ❑

28. Un sujet qui reçoit du sérum antitétanique bénéficie :
A. D'une immunité active ❑
B. D'une immunité passive ❑

29. Les antibiotiques sont efficaces contre :
A. Les bactéries ❑
B. Les virus ❑

30. L'autoclave est un procédé de stérilisation :
A. À la vapeur ❑
B. À sec ❑

→ Corrigés

1. B
2. B
Les virus sont des microorganismes pathogènes dont la caractéristique est qu'ils ne peuvent pas se multiplier en dehors d'une cellule de l'organisme qu'ils ont infectée.
3. A
La multiplication des bactéries est favorisée par certains facteurs. En général, les bactéries se reproduisent aisément dans les aliments à risque, qui sont souvent chauds, humides, riches en protéines et peu acides. Ces aliments représentent un milieu favorable à leur reproduction.
4. A
La flore commensale est un ensemble complexe de bactéries et protozoaires, se situant sur la peau et sur une grande partie des muqueuses. Elle est présente dès la naissance.

Elle joue un rôle majeur dans le processus de digestion et les équilibres des épithéliums. Elle assure également un rôle primordial dans le contrôle des infections et le système immunitaire.

5. B

La contamination d'une personne par ses propres germes est une contamination endogène.

6. B

Il faut effectivement se mouiller les mains avant d'appliquer un savon.

7. A, B et C

Les infections nosocomiales sont les infections contractées dans un établissement de soins (hôpital, clinique...) alors qu'elles étaient absentes au moment de l'admission du patient. Lorsque l'état infectieux du patient à l'admission est inconnu, l'infection est généralement considérée comme nosocomiale si elle apparaît après 48 heures d'hospitalisation. Si elle apparaît avant un tel délai, on considère qu'elle était en incubation lors de l'entrée dans l'établissement.

Chaque année elles touchent 7 % des patients hospitalisés, et on estime que les infections nosocomiales sont la cause directe de plus de 4 000 décès chaque année en France.

8. A

L'opération qui consiste à tuer ou inactiver des microorganismes tels que les bactéries, les virus et les protozoaires, sur des surfaces inertes (par exemple le matériel à usage médical, les surfaces : sols, murs, conduites d'eau, sièges, poignées de porte, brancards...) s'appelle la désinfection.

9. A, B et C

Un antiseptique est une substance qui tue ou prévient la croissance de bactéries et des virus sur les surfaces externes du corps. Ils sont à distinguer des antibiotiques qui agissent de même à l'intérieur du corps seulement contre les bactéries, et des désinfectants qui opèrent sur des objets inanimés tels que des instruments médicaux.

10. A, B et C

La combinaison de ces règles d'hygiène permet de prévenir les infections nosocomiales. Toutes ces mesures sont à respecter et à appliquer.

11. B

La conduite à tenir après AES (accident d'exposition au sang) doit être connue de tous. Elle a été rappelée dans une circulaire du ministère de la Santé visant à mettre en place un dispositif permanent garantissant la possibilité d'un accès à une prophylaxie contre le VIH dans un délai court quels que soient le lieu et le mode d'exercice – public, privé ou libéral – de la personne victime d'une exposition importante à du sang potentiellement contaminant.

12. B

Les DASRI sont des déchets d'activité de soins à risques infectieux dont leur élimination est réglementée et chaque professionnel en a la responsabilité.

13. A, B et C
Les gants permettent de se protéger lors de manipulation d'objets souillés et lors de l'entretien des surfaces.
14. B
L'asepsie est l'ensemble des mesures propres à empêcher tout apport exogène de microorganismes ou de virus sur une surface vivante. L'asepsie associe la désinfection de l'environnement et de l'air, la tenue de travail, la rigueur de la technique ; l'utilisation de matériel stérile et l'antiseptique.
15. A
Le nettoyage s'effectue après la décontamination afin d'éviter toute propagation de germes dans les canalisations.
16. A
Le balayage humide est un traitement des sols qui consiste à retirer les poussières et les salissures en utilisant un balai muni d'un linge humide. Cette opération évite de mettre en suspension dans l'air des poussières ou autres microorganismes.
17. B
18. B
L'eau de Javel est un produit désinfectant utilisé pour désinfecter les sanitaires, les sols, les éviers et les paillasses.
19. B
Tout ce qui rentre dans une chambre est considéré comme souillé, donc sale et doit être éliminé comme tel, ou bien rester dans la chambre du patient en vue d'une prochaine utilisation.
20. B
La vaccination permet d'immuniser un homme ou un animal grâce à un vaccin. Le vaccin est une substance préparée à partir de microbes, virus ou parasites pathogènes (tués, inactivés ou atténués) qui, inoculée, confère à l'individu une immunité contre le germe correspondant par la fabrication d'anticorps. La vaccination apprend à notre corps à reconnaître un germe et à s'en défendre.
21. A, B et C
Le respect du circuit du linge permet de protéger aussi bien les patients et le personnel soignant que l'environnement, il permet ainsi de prévenir les infections nosocomiales.
22. A et B
Un porteur sain est un individu infecté par un microorganisme pathogène ne présentant pas de signes cliniques de cette infection mais pouvant transmettre cette infection contagieuse. Un porteur sain désigne également un individu porteur d'une maladie génétique récessive mais n'en présentant pas les symptômes.
23. B
La phagocytose, en biologie, est le procédé par lequel les microbes sont détruits par certains globules blancs ou leucocytes : ce sont les phagocytes.

Elle est caractérisée par l'adhésion, l'ingestion et éventuellement la digestion de particules de diamètre microscopique, puis par le rejet des déchets. Cette activité constitue un élément essentiel de l'immunité naturelle.

24. B

On définit alors plusieurs sortes de déchets à l'hôpital :

– ceux assimilés à des ordures ménagères, qui proviennent de la restauration ou de l'hébergement ;

– et les Déchets d'activité de soins à risque infectieux (DASRI), qui contiennent des traces de germes et pourraient contaminer l'homme.

Ces derniers répondent chacun à une procédure particulière :

– ceux à risque, comme les aiguilles et le matériel à usage unique, sont traités par désinfectants ou incinérés ;

– les corps ou les pièces anatomiques provenant des opérations sont orientés vers la crémation ou l'inhumation ;

– les liquides passent, eux, dans un réseau d'assainissement, avant d'être définitivement éliminés ;

– enfin, les produits radioactifs sont stockés dans des containers adaptés.

25. C

Les CLIN sont des instances pluridisciplinaires présentes au niveau local et qui ont pour mission d'élaborer la politique de lutte contre les infections nosocomiales de l'établissement.

À ce titre, le CLIN est chargé de :

– organiser et coordonner une surveillance continue ;

– promouvoir les actions de formation ;

– dresser un rapport d'activité et un programme d'actions de prévention ;

– fournir les données de la surveillance.

26. A et B

Les règles de base du nettoyage sont toujours de nettoyer en allant du *moins sale au plus sale* pour éviter la contamination d'une zone saine par une zone infectée et on commence toujours par nettoyer ce qui est *plus près de nous*, afin là aussi d'éviter une contamination ; par exemple, lors d'une toilette, en se penchant sur le patient pour laver le membre le plus loin de nous, on risque de contaminer notre blouse qui sera en contact avec le patient.

27. A

Le lavage simple des mains permet de réduire la flore cutanée transitoire pour éviter la transmission manuportée. Il doit s'effectuer de la manière suivante (cf. schéma) :

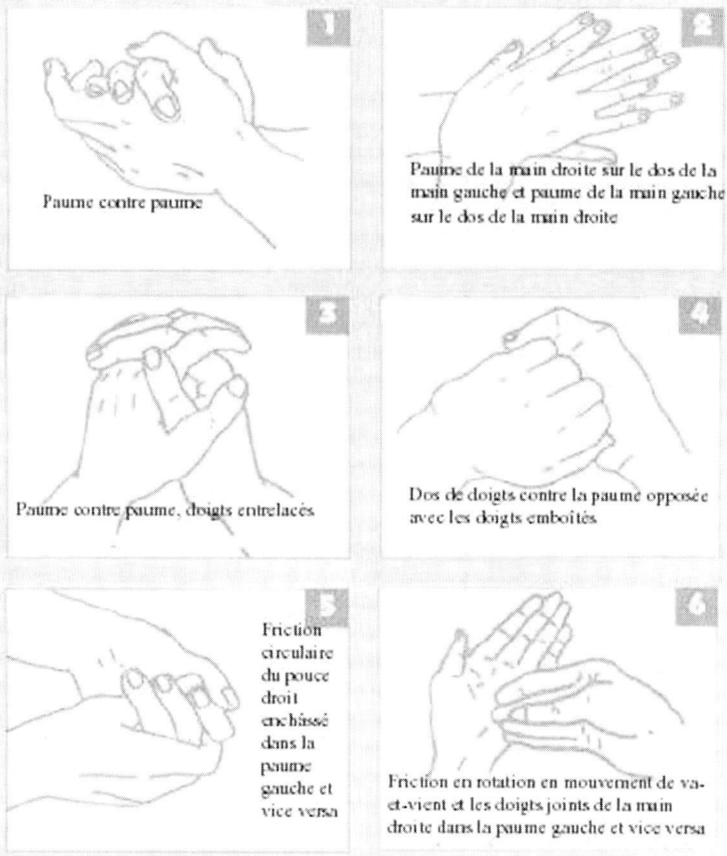

28. B

On distingue deux sortes d'immunité, une immunité active et une immunité passive.

L'immunité active est la réponse de l'organisme à l'action d'un antigène. Dans ce cas, l'organisme produit lui-même les anticorps : c'est le principe de la vaccination.

L'immunité est passive lorsque l'organisme reçoit de l'extérieur des anticorps spécialement préparés (exemple par l'injection d'un sérum de convalescent).

29. A

Un antibiotique (du grec *anti* : « contre » et *bios* : « la vie ») est une substance qui a une action spécifique de blocage ou même de destruction des bactéries.

Pour les autres microorganismes, on utilise le terme d'« antifongique » s'il s'agit de lutte contre les champignons, ou d'« antiviral » s'il s'agit de lutte contre les virus.

Les antibiotiques n'ont aucune action sur les virus protégés par une capsule que l'antibiotique ne peut traverser.
C'est la raison pour laquelle ils ne doivent pas être automatiques pour tout type d'infection, il est important de vérifier quel microorganisme est responsable de cette infection.
30. A
On peut stériliser par la chaleur humide : autoclave (ou cocotte-minute), ou par la chaleur sèche : four de type Poupinel.

2 Questions à réponses ouvertes et courtes

➤ Question 1

Citez 4 différences entre un vaccin et un sérum.

➤ Question 2

Définissez les sigles : CLIN, CHSCT.

➤ Question 3

Donnez 3 exemples de circuits en milieu hospitalier.

➤ Question 4

Citez 3 catégories de produits de nettoyage.

➤ Question 5

Citez les circonstances pour lesquelles le lavage simple des mains est préconisé en milieu hospitalier (4 éléments sont attendus).

➤ Question 6

La survenue des infections nosocomiales répond à certains critères précis, citez-en 3.

➤ Question 7

Citez 3 principes d'hygiène à respecter pour la réfection d'un lit.

→ Corrigés

➤ Question 1

La sérothérapie confère une immunité passive, immédiate, de courte durée, une seule injection suffit.
La vaccinothérapie confère une immunité active, tardive, de longue durée, plusieurs injections sont nécessaires, et souvent un ou plusieurs rappels pour renforcer son efficacité.

➤ Question 2

CLIN : Comité de lutte contre les infections nosocomiales.
CHSCT : Comité d'hygiène de sécurité et des conditions de travail.

➤ Question 3

Exemple de circuit en milieu hospitalier :
- circuit du linge ;
- circuit des déchets ;
- circuit des personnes.

➤ Question 4

Produits de nettoyage utilisés en milieu hospitalier :
- les détergents ;
- les désinfectants ;
- les détergents désinfectants, les abrasifs, les détartrants.

➤ Question 5

Le lavage des mains est préconisé :
- avant de prendre son service ;
- à la fin de son service ;
- avant un soin ;
- après un soin ;
- après la manipulation du linge sale ;
- après la manipulation des déchets ;
- après certains actes (WC, mouchage, éternuement...).

➤ Question 6

Les caractéristiques d'une infection nosocomiale
- Elle apparaît 48 heures après une hospitalisation ;
- elle se traduit par une hyperthermie ;
- elle survient souvent après un geste invasif (sondage, perfusion...).

➤ Question 7

Les principes d'hygiène pour la réfection d'un lit sont :
- pas de drap posés au sol ;
- pas de drap portés contre soi ;
- désinfecter le matelas, désinfecter la chaise sur laquelle on met les draps propres, ne pas rentrer dans la chambre le chariot à linge sale, ne pas remettre dans l'armoire un drap qui est entré dans la chambre, prévoir uniquement le linge nécessaire...

SUJET 2 Institut d'auxiliaires de puériculture de Soissons

Questions à réponses ouvertes et courtes

➤ Question 1

Qu'est-ce qu'une infection nosocomiale ?

➤ Question 2

Quelle est la conduite à tenir en cas d'accident d'exposition au sang ?

➤ Question 3

Quel est l'objectif du bionettoyage ?

➤ Question 4

Quelles sont les indications du port de gants à usage unique ?

➤ Question 5

Citez les précautions standard d'un isolement septique (6 réponses attendues).

➤ Question 6

Dans le tableau ci-dessous, cochez le type de sac dans lequel vous jetteriez les déchets.

	Sac noir	Sac jaune DASRI
Essuie-mains		
Bandelette urinaire après analyse		
Compresse ayant servi à la préparation d'injection en salle de soins		
Crachoir avec crachats		
Couche souillée		
Lunettes à oxygène		

➤ Question 7

Répondez par vrai ou par faux

a) Un germe saprophyte est un germe qui vit sur un hôte sans entraîner de maladie.

b) Une solution désinfectante diluée est valable 48 heures.

c) Je peux utiliser la solution hydro-alcoolique entre deux soins chez le même patient.

d) Je peux commencer par nettoyer la chambre mise en isolement.

e) Je peux utiliser la solution hydro-alcoolique avec des mains poudrées.

f) Un antiseptique est fongicide.

g) Un nettoyant est efficace si le temps d'action du produit est respecté.

h) La décontamination s'effectue après le lavage des instruments contaminés.

i) Le froid tue les microbes.

j) La tenue vestimentaire du soignant peut être un vecteur de l'infection.

➤ Question 8

Citez les trois principes du circuit à respecter concernant le linge à l'hôpital.

➤ Question 9

Donnez la définition des sigles suivants : CLIN, DASRI.

➤ Question 10

Définissez l'essuyage humide.

➤ Question 11

Citez trois circonstances dans lesquelles le lavage des mains s'impose.

➤ Question 12

Citez et définissez les deux types d'isolement des patients.

➤ Question 13

Énumérez les règles d'hygiène personnelle que doit respecter un soignant exerçant en milieu hospitalier (4 éléments sont attendus).

➤ Question 14

Citez dans l'ordre les différentes étapes à suivre pour le traitement du matériel médico-chirurgical

→ Corrigés

➤ Question 1

Une infection nosocomiale est une maladie contractée à l'hôpital qui affecte soit :

– le malade (admission à l'hôpital, soins à l'hôpital ou en ambulatoire) ;

– le personnel du fait de son activité.

Les symptômes apparaissent pendant ou après l'hospitalisation après un délai de 48 h. C'est une infection acquise à l'hôpital chez un sujet qui était indemne à l'entrée.

➤ Question 2

La conduite à tenir devant un accident d'exposition au sang (AES) suite à une piqûre ou une projection sur une peau lésée est la suivante :

- nettoyer immédiatement la plaie à l'eau et au savon ;
- rincer ;
- appliquer un antiseptique au moins pendant 5 minutes :
  - Dakin (eau de Javel diluée au 1/10e),
  - alcool 70°,
  - Bétadine dermique.

Si projection sur les muqueuses et les yeux, il faut : rincer abondamment à l'eau ou avec de sérum physiologique pendant 5 à 10 minutes.

➤ Question 3

Le bionettoyage est un procédé destiné à réduire la contamination biologique des surfaces.

➤ Question 4

Les indications du port de gant à usage unique sont conseillées pour :

- tout contact avec un liquide biologique ;
- si présence de lésions sur les mains du soignant ;
- manipuler du linge ou du matériel souillé.

➤ Question 5

Les précautions standard d'un isolement septique sont :

- la désinfection ou le lavage des mains ;
- le port des gants ;
- le port de surblouse, lunettes, masques si risque de projection ou aérosolisation de liquides contaminés ;
- l'évacuation du matériel souillé dans un conteneur adapté situé au plus près du soin ;
- le nettoyage et la désinfection des surfaces souillées ;
- le transport de prélèvement biologique, du linge et du matériel souillé dans un emballage étanche et fermé.

➤ Question 6

	Sac noir	Sac jaune DASRI
Essuie-mains	X	
Bandelette urinaire après analyse		X
Compresse ayant servi à la préparation d'injection en salle de soins	X	
Crachoir avec crachats		X
Couche souillée	X	
Lunettes à oxygène	X	

➤ Question 7

a) *Vrai*, saprophyte désigne les germes qui vivent sur un hôte sans entraîner de maladie.
b) *Faux*, la solution ne peut être conservée plus de 24 heures.
c) *Vrai*, c'est une solution antiseptique cutanée pour assurer l'hygiène des mains.
d) *Faux*, il faut savoir de quel type d'isolement il s'agit, si c'est un isolement septique, le nettoyage de la chambre s'effectuera en dernier, puisqu'il y a un risque de contamination.
Lors d'un isolement protecteur, il faut commencer par cette chambre afin d'éviter toute contamination pour ce patient.
e) *Faux*, l'utilisation du SHA s'effectue sur des mains propres et sèches.
f) *Vrai*, un antiseptique est une substance permettant la destruction des germes infectieux existant à la surface ou à l'intérieur des organismes vivants dans le but de prévenir ou combattre l'infection.
g) *Vrai*, pour une bonne efficacité du produit il est important de respecter le temps d'action, c'est-à-dire le temps de contact, il faut donc vérifier le protocole d'utilisation des différents produits.
h) *Faux*, la décontamination des instruments est la première étape pour le nettoyage des instruments contaminés.
i) *Faux*, malheureusement pour nous, les microbes étant des petites cellules fort résistantes, une température entre -18 °C et +3 °C (celle de nos congélateurs et frigos ordinaires) ne fait que limiter leur développement et les ralentit dans leur multiplication mais ne les élimine pas, provoquant leur hibernation qui prend fin lorsque la température remonte vers +10 °C. Dès que la température remonte vers 37 °C, ils se dédoublent rapidement. Par contre, une très haute température, à partir de 110 °C, les tue définitivement.
j) *Vrai*, la tenue vestimentaire hospitalière peut par sa contamination microbienne être un vecteur redoutable de transmission des infections d'une personne soignée à l'autre, des personnes soignées au personnel, du personnel à un autre membre du personnel et ceci par contact direct.
La tenue classique doit être fonctionnelle, propre, renouvelée chaque jour, lavable, décontaminable, désinfectable, non allergisante, aérée.
Des tenues spéciales sont réservées à certains secteurs : le bloc opératoire et les services à haut risque.

➤ Question 8

- Le linge sale ne doit jamais rencontrer un circuit propre sans qu'il y ait un isolement (sac hermétique) ou armoire.
- Pas de tri dans le couloir.
- Ne pas porter du linge souillé contre soi.

➤ Question 9

CLIN : Comité de lutte contre les infections nosocomiales.
DASRI : Déchets activités de soins à risque infectieux.

➤ Question 10

Il permet de dépoussiérer et d'enlever les salissures sans les remettre en suspension dans l'air.

➤ Question 11

Le lavage des mains s'impose :
- avant tout soin ;
- après tout soin ;
- avant et après une activité de la vie quotidienne.

➤ Question 12

L'isolement septique : c'est mettre une barrière à l'extérieur, c'est-à-dire isoler le patient pour éviter qu'il ne contamine les autres.
L'isolement protecteur : installer une barrière à l'intérieur, c'est-à-dire isoler le patient pour éviter que les autres patients, le personnel ou les visites ne le contaminent.

➤ Question 13

- Se laver les mains avant et après chaque soin.
- Avoir les cheveux propres et attachés.
- Ne pas porter de bijou.
- Avoir les ongles courts et sans vernis.

➤ Question 14

1. Décontamination (bain, trempage) dans une solution bactéricide, fongicide, virucide, en respectant les règles de dilution.
2. Nettoyage (détergent, désinfectant).
3. Rinçage à l'eau claire.
4. Séchage.
5. Stérilisation.

SUJET 3 Institut d'auxiliaires de puériculture de Béziers

1 Questions à réponses ouvertes et courtes

➤ Question 1

Complétez la phrase suivante.

L'essuyage humide est une opération qui consiste à enlever d'une surface inerte autre que le sol des .... en évitant de les remettre en ....

➤ Question 2

Complétez la phrase suivante.

Le bionettoyage résulte de l'utilisation d'un produit .... - .... qui associe en .... opération .... et ....

➤ Question 3

Complétez la phrase suivante.

Les objectifs du bionettoyage sont doubles :

– répondre à la qualité .... de l'environnement donc à la qualité attendue par le patient ;

– répondre à la qualité de l'environnement adapté aux soins qui sont prodigués en réduisant le niveau de risque ....

➤ Question 4

Citez trois moyens de prévention mis en place en milieu hospitalier pour protéger le personnel soignant.

➤ Question 5

Énoncez deux grands principes d'hygiène hospitalière, qu'il faut appliquer au cours de l'entretien des surfaces, afin d'éviter la propagation des microorganismes dans l'air.

➤ Question 6

Citez les éléments qui constituent la chaîne épidémiologique.

➤ Question 7

Citez les voies d'entrée naturelles d'un agent pathogène.

➤ Question 8

Donnez en deux mots le but de la vaccination et de la sérothérapie.

➤ Question 9

Donnez la durée d'utilisation :

– d'une sonde à oxygène ;

– d'une paire de lunettes à oxygène ;

– et d'un masque à oxygène.

➜ Corrigés

➤ Question 1

L'essuyage humide est une opération qui consiste à enlever d'une surface inerte autre que le sol des salissures en évitant de les remettre en suspension dans l'air.

➤ Question 2

Le bionettoyage résulte de l'utilisation d'un produit détergent-désinfectant qui associe en une seule opération nettoyage et désinfection.

➤ Question 3

Les objectifs du bionettoyage sont doubles :

– répondre à la qualité visuelle de l'environnement donc à la qualité attendue par le patient ;

– répondre à la qualité de l'environnement adapté aux soins qui sont prodigués en réduisant le niveau de risque infectieux.

➤ Question 4

Moyens de prévention mis en place en milieu hospitalier pour protéger le personnel soignant :

– tenues vestimentaires spécifiques ;

– port de surblouses de protection, masques, gants ;

– lavage des mains (simple ou antiseptique), SHA (solution hydro-alcoolique).

➤ Question 5

Les deux grands principes d'hygiène hospitalière sont :

– essuyage humide ;

– balayage humide.

➤ Question 6

Il faut :

– un agent pathogène (réservoir) ;

- un agent vecteur (mode de transmission) ;
- une porte d'entrée ;
- un hôte ou terrain récepteur.

➤ Question 7

Les voies d'entrée naturelles d'un agent pathogène sont :
- voie cutanéomuqueuse ;
- voie oro-pharyngée ;
- voie digestive ;
- voie urogénitale.

➤ Question 8

Le but de la vaccination et de la sérothérapie est d'obtenir :
- par la vaccination, une immunité active ;
- par la sérothérapie, une immunité passive.

➤ Question 9

La durée d'utilisation :
- d'une sonde à oxygène est 24 h ;
- d'une paire de lunettes à oxygène est 72 h ;
- et d'un masque à oxygène est 7 jours.

2 Questions à choix multiples

1. Une bactérie multirésistante présente la caractéristique d'être :

A. Très sensible aux antibiotiques ❑
B. Très résistante aux antibiotiques ❑
C. Résistante à un seul antibiotique ❑

2. Le système immunitaire d'un individu permet :

A. de fabriquer des globules rouges ❑
B. de défendre l'organisme ❑
C. d'oxygéner les cellules ❑

3. Une infection chez un patient à l'hôpital peut être qualifiée de nosocomiale :

A. Dès son hospitalisation ❑
B. Après 48 h d'hospitalisation ❑
C. Après 72 h d'hospitalisation ❑

4. La première étape d'entretien d'un petit matériel souillé réutilisable est :

A. Le nettoyage ❑
B. La désinfection ❑

C. La stérilisation ❑

D. La prédésinfection ❑

5. Un produit désinfectant s'utilise :

A. Sans lavage préalable ❑

B. Avec lavage préalable ❑

C. Avec ou sans lavage préalable ❑

6. Au cours de la réfection des lits, le chariot tri linge destiné à recevoir le linge sale doit se situer :

A. Dans le couloir au centre de l'unité de soin ❑

B. Dans la chambre ❑

C. Dans le local de rangement ❑

D. Dans le couloir devant la porte de la chambre ❑

7. Les soins auprès d'un patient placé en isolement protecteur doivent être réalisés :

A. Au début de l'activité de soin ❑

B. À la fin de l'activité de soin ❑

C. Au cours de l'activité de soin ❑

8. Après avoir porté des gants pour un soin à un patient :

A. Il faut toujours se laver les mains ❑

B. Il est superflu de se laver les mains ❑

C. Il faut se laver les mains seulement si le patient est infecté ❑

→ Corrigés

1. B
2. B
3. B
4. D
5. B
6. D
7. A
8. A

MODULE 7

Transmission des informations

MODULE 7

Conseils méthodologiques

Présentation de l'épreuve du module 7 : transmission des informations

Compétences

Rechercher, traiter et transmettre les informations pour assurer la continuité des soins.

Objectifs de formation

L'élève auxiliaire de puériculture doit être capable de :

– identifier et rechercher les informations nécessaires sur les précautions particulières à respecter lors d'un soin ou d'une activité ;

– rechercher, organiser et hiérarchiser l'information concernant la personne et son entourage et permettant de prendre en compte sa culture, ses habitudes de vie, ses goûts, son régime... ;

– transmettre les informations liées à la réalisation du soin ou de l'activité et alerter en cas d'anomalie par oral, par écrit ou en utilisant les outils informatisés ;

– s'exprimer au sein de l'équipe en utilisant un langage et un vocabulaire professionnel ;

– réaliser des documents assurant la traçabilité des soins et des activités en appliquant les règles ;

– discerner les informations à transmettre dans le respect des règles déontologiques et du secret professionnel.

Savoirs associés

L'enseignement théorique et pratique doit permettre à l'élève d'identifier le rôle de l'auxiliaire de puériculture dans la transmission des informations et les modalités de transmissions seront étudiées par rapport aux différentes situations professionnelles.

SAVOIRS THÉORIQUES

L'enseignement théorique dispensé à l'institut d'auxiliaire de puériculture portera sur :

- *l'information et la continuité des soins* ;
- *les transmissions des données :* la fonction d'alerte, la fonction de surveillance, la fonction d'évaluation ;
- *l'informatique :* notions globales, application à la santé, règles d'informatique et libertés ;
- *le dossier de soins :* composition du dossier de soins, réglementation, responsabilité ;
- *la recherche des informations* concernant un patient ;
- *la transmission de l'information* : orale, écrite, ciblée ;
- *les modalités d'écriture et de lecture des documents concernant le patient* ;
- *les réunions de transmission, de synthèse, de réflexion autour du patient.*

SAVOIRS PRATIQUES

Les savoirs pratiques dispensés dans les instituts, mais également sur les terrains de stage, aborderont les points suivants :

- *la prise de parole en groupe* : demander et transmettre de l'information ;
- *l'utilisation de logiciels dédiés* ;
- *l'utilisation du dossier de soins* : courbes, diagrammes, descriptions, observations rédigées.

Évaluation

L'évaluation de ce module est une épreuve écrite ou orale portant sur un cas concret de transmission d'informations à réaliser à partir de la présentation de cas cliniques.

La durée de l'épreuve est d'une heure.

Sa validation s'obtient avec une note égale ou supérieure à 10 sur 20.

L'élève doit respecter le secret professionnel et les règles déontologiques. Les informations essentielles relatives à la situation de la personne sont recherchées et transmises par écrit et par oral.

À la fin de ce module, l'élève auxiliaire de puériculture est capable de transmettre des informations et de se donner les moyens de l'assurer efficacement, et il est capable d'expliquer les conséquences d'une mauvaise transmission.

MODULE 7

Sujets d'entraînement

SUJET 1 Situation dans un service de pédiatrie

Vous êtes auxiliaire de puériculture dans un service de pédiatrie, vous travaillez ce matin de 7 h à 12 h.

➤ Question 1

Citez les sources d'informations qui existent dans un service hospitalier vous permettant d'assurer vos fonctions efficacement (4 éléments attendus).

Dans votre service, vous prenez en charge Romain, 2 mois, admis hier soir jeudi 4 mars à 22 h pour hyperthermie.

À l'admission, il s'est mis à vomir, présentait une selle liquide, pesait 4 kg 600, sa température était de 38,5 °C.

À 8 h ce matin, lors de sa toilette, que vous réalisez car sa mère n'est pas restée auprès de lui, vous constatez que Romain est agité et grimace.

Sa température corporelle est de 38,8 °C. Il présente une selle molle et un érythème fessier.

Vous le pesez : son poids est de 4 kg 240.

Après avoir réalisé les soins d'hygiène, vous changez son lit, puis vous lui donnez son biberon (solution de réhydratation orale).

Romain ne se calme pas.

➤ Question 2

Sur quels documents réalisez-vous les transmissions écrites des actions que vous avez effectuées auprès de Romain depuis votre arrivée.

Le médecin alerté après avoir examiné Romain prescrit un antipyrétique, demande un contrôle de la température toutes les trois heures, l'application d'une crème antifongique sur le siège et la surveillance de la douleur.

À 11 h, Romain s'est calmé, il paraît plus détendu.

Lors du change, vous constatez la présence d'urines, remarquez que son siège est moins irrité, sa température corporelle est de 37,5 °C.

➤ Question 3

Dans un tableau (exemple ci-joint), réalisez ces transmissions sous forme de cibles (pour chaque cible sont attendues les données, les actions, les résultats) et notez en parallèle les responsables des tâches.

Cibles	Données, action, résultats	Personnel compétent

À 12 h, la tante de Romain vous téléphone ; elle souhaite avoir des nouvelles.

➤ Question 4

Que lui répondez-vous, citez et argumentez votre réponse.

→ Corrigés

➤ Question 1

Dans un service hospitalier les sources d'information existantes sont :
- pour assurer les transmissions écrites, les supports sont :
  - la planification murale ou autre support de planification,
  - le dossier de soins,
  - les diagrammes de soins,
  - les courbes de température,
  - les protocoles écrits et signés du service ;
- pour les transmissions orales elles s'effectuent en cours de journée et/ou au moment de la relève, au changement d'équipe.

➤ Question 2

Les transmissions écrites seront faites sur :
- *la feuille de surveillance* avec le poids et la température de Romain à ce jour ;
- *le diagramme de soins* en cochant les cases suivantes :
  - le poids,
  - la toilette effectuée par l'AP,
  - la réfection du lit,
  - l'alimentation avec la solution de réhydratation orale,
  - les selles molles et la présence d'un érythème fessier,

TRANSMISSION DES INFORMATIONS

• le comportement de Romain (agitation, grimace) ;

– *le dossier du patient* ; des transmissions ciblées seront faites par rapport aux éléments anormaux ciblés au niveau du diagramme de soins (la température, les selles molles avec érythème fessier et le comportement de Romain).

Chaque transmission devra être signée par la personne concernée.

➤ Question 3

Cibles		Données, actions, résultats	Personnel compétent
Hyperthermie	D	Romain à 8 h a 38,8 °C de température	AP
	A	La puéricultrice est prévenue et a donné un antipyrétique Romain est découvert et mis en body	PUER AP
	R	À 11 h, 37,5 °C	AP
Altération état cutané	D	À 8 h, rougeur du siège au moment du change, selles molles	AP
	A	Crème antifongique appliquée sur les fesses après autorisation de la puéricultrice	AP
	R	À 11 h, siège moins irrité au change suivant, présence d'urine uniquement	AP
Douleur	D	À 8 h, Romain est agité et crispé, il fait des grimaces de douleur	AP
	A	Évaluation de la douleur, transmission à la puéricultrice qui a donné un antalgique avec l'antipyrétique (double action du médicament)	AP PUER
	R	À 11 h, Romain s'est calmé, il paraît plus détendu (sourit, ne fait plus de grimace)	AP

➤ Remarques du formateur

Lors de transmissions ciblées il est important de noter les heures de ces transmissions, afin de pouvoir se situer dans le temps et compléter les actions déjà mises en place si nécessaire.

➤ Question 4

Aucune nouvelle par téléphone ne doit être donnée, l'auxiliaire de puériculture est soumise au secret professionnel.

Ce dernier couvre l'ensemble des informations concernant le patient et dont a connaissance le professionnel de santé du fait de sa fonction.

Sa violation est une faute grave.

SUJET 2 Institut d'auxiliaires de puériculture de Béziers

Vous êtes auxiliaire de puériculture en service de néonatologie de 6 h 30 à 14 h 30 ; vous participez en collaboration avec la puéricultrice à la prise en charge de Léa, née à 38 semaines d'aménorrhée, par césarienne, il y a 2 jours pour placenta *praevia*.

Son poids de naissance est de 2 kg 920, son périmètre crânien 34,5 cm, sa taille 49 cm et l'APGAR est de 7/10.

À l'entrée dans le service, elle présentait une détresse respiratoire qui a nécessité la mise en place d'oxygène à 6 L/min dans l'incubateur pendant 24 h, avec une surveillance par scope cardiorespiratoire, maintenue ce jour.

Le papa était présent lors de la mutation de Léa, très inquiet de l'état de santé de sa fille, car son fils aîné âgé de 5 ans n'avait pas été hospitalisé.

Il vous informe que sa femme souhaite allaiter.

Léa est un bébé calme qui ne pleure que lorsqu'elle a faim.

Ce matin à 8 h, lors du bain de Léa (sortie d'incubateur hier), vous observez quelques clonies au niveau des membres supérieurs.

Dans la matinée vers 11 h, la maman vient mettre au sein Léa pour la première fois et vous l'accompagnez dans cette action.

Vous constatez que Léa n'a pas de problème pour saisir le mamelon et que l'allaitement maternel se passe sans difficulté, d'autre part vous observez la mise en place de l'attachement mère-enfant (regard de l'un vers l'autre, attention portée à l'enfant, mots doux).

➤ Question 1

Établissez la macrocible à l'accueil de Léa dans le service.

➤ Question 2

Quelles sont les activités de soins pour Léa de la matinée que vous transmettez sur le diagramme de soins, précisez celles qui seront ciblées.

➤ Question 3

Transmettez par écrit et de manière ciblée le résultat de votre prise en charge de Léa.

➤ Question 4

Citez le ou les élément(s) de votre surveillance que vous transmettez immédiatement et par oral à la puéricultrice et citez sa fonction.

➜ Corrigés

➤ Question 1

Présentation de la macrocible de Léa à son entrée.

La macrocible est une méthode utilisée lors des transmissions ciblées. Elle structure et synthétise les informations concernant la personne à un moment précis de sa prise en charge et permet un relais rapide et pertinent, elle peut être effectuée lors de :

- admission, bilan intermédiaire ;
- retour du bloc opératoire ;
- sortie de soins intensifs...

Elle se présente selon le sigle suivant MTVED :

- *motif d'entrée (M)* : Léa est née à 38 semaines d'aménorrhée, par césarienne, pour placenta prævia, hospitalisée pour détresse respiratoire ;
- *traitement (T)* : Léa a été placée en incubateur avec 6 L/min d'oxygène et avec une surveillance cardiorespiratoire ;
- *vécu (V)* : Léa est une enfant calme, réceptive, attentive lorsqu'on s'occupe d'elle.
- *environnement (E)* : son papa était présent lors de son entrée dans le service, il est inquiet par l'hospitalisation de sa fille car son grand frère de 5 ans n'a pas été hospitalisé à la naissance, il nous informe que la maman de Léa souhaite l'allaiter ;
- *développement (D)* : les paramètres de Léa à sa naissance étaient :
  - PN (poids de naissance) : 2 kg 920,
  - PC (périmètre crânien) : 34,5 cm,
  - T (taille) : 49 cm,
  - Apgar 7/10.

➤ Question 2

Sur le diagramme de soins, l'auxiliaire de puériculture transmettra :

- le comportement de Léa ;
- la mise au sein ;
- la relation mère-enfant.

Ces 3 éléments seront ciblés et renseignés dans le dossier de soins.

Les autres éléments retranscrits sur le diagramme de soins sont :

- le bain ;
- le soin du cordon ;
- la mise en berceau ;
- la surveillance cardiaque et respiratoire ;
- le change ;
- la prise de température.

L'oxygénothérapie n'a plus lieu d'être cochée puisqu'elle a été arrêtée depuis 24 heures.

➤ Question 4

Dans cette réponse doivent apparaître les éléments précédemment cités à la question 2.

• Clonies des membres supérieurs :

– données : lors de la toilette, Léa a présenté des clonies au niveau des membres supérieurs ;
– action : puéricultrice prévenue.

• Allaitement maternel :

– données : première mise au sein réalisée ce matin, bonne prise du mamelon, allaitement efficace ;
– action : surveillance à la prochaine mise au sein.

• Lien mère-enfant :

– données : maman attentive à son bébé, elle utilise des mots doux, il y a des échanges de regard l'un envers l'autre ;
– actions : réconforter la maman dans son rôle de mère. Lui montrer les capacités de son enfant pour rentrer en communication avec elle.

Pour ce sujet, il n'y a pas de résultats à transmettre, puisqu'ils n'apparaissent pas dans l'énoncé du cas concret.

➤ Question 4

Au regard de ce cas concret, l'élément de la surveillance de l'auxiliaire de puériculture qui doit être transmis immédiatement et par oral à la puéricultrice est les clonies (ou mouvements anormaux) au niveau des membres supérieurs observés lors du bain, reflétant un comportement anormal de l'enfant et doit être transmis en urgence car il s'agit d'un signe d'alerte.

SUJET 3 Situations

Les deux cas sont à traiter.

Cas n° 1

Vous êtes auxiliaire de puériculture dans une structure multi-accueil. Vous travaillez de 7 h 00 à 14 h 00.

- Jules, 19 mois, est arrivé, souriant, à 8 h 00 avec sa maman et sa grande sœur. Il joue avec un camion pompier et repartira à 15 h 00. Son papa viendra le récupérer ;
- Solène, 9 mois, a un érythème fessier, elle a mangé correctement ce matin avant d'arriver à la structure à 8 h 15 ;
- Jean, 15 mois, est grognon. Sa maman signale une température à 38,1 °C ce matin. Il a pris la moitié de son biberon. Elle lui a donné une dose d'antipyrétique à 7 h 45 ;
- Alban, 26 mois, est arrivé à 8 h 25. Il vous fait part de son envie de faire un dessin à la peinture pour l'offrir à sa maman. Il a manifesté son envie d'aller aux toilettes, il a uriné et est très fier de lui ;
- Ce matin à 9 h 30, Honorine, 4 mois, vient en adaptation. C'est son 1er jour, elle sera accompagnée de ses parents.

Votre collège arrive à 9 h 00.

➤ Question 1

Quelles sont les transmissions que vous lui faites ?

➤ Question 2

Quelle forme de transmission utilisez-vous ?

➤ Question 3

Quelles sont les différentes formes de transmissions que vous connaissez ? Citez pour chacune leurs intérêts.

Cas n° 2

Vous êtes auxiliaire de puériculture en pédiatrie, vous travaillez de 6 h 00 à 14 h 00. Vous prenez en charge Anna, 4 mois, qui vient pour toux, dyspnée et encombrement bronchique. Elle est entrée ce matin à 5 h 30. Elle présente un érythème fessier.

Elle est accompagnée de sa maman. Elle est fille unique. Elle ne présente pas d'allergie.

Son poids est de 5 870 g, sa taille est de 62 cm et son périmètre crânien est de 41 cm. Elle prend 6 biberons de 150 mL de lait « préparation pour nourrisson épaissi ».

Ce matin, vous effectuez les soins suivants :

- vous réinstallez Anna en position proclive à 8 h 30 ;
- vous informez la maman sur les soins de siège à faire et vous les réalisez ;
- le bain est effectué par sa maman à 8 h 00 ;
- vous réalisez une désobstruction rhino-pharyngée et vous expliquez le soin à la maman à 8 h 25. Vous observez que la maman a des réticences à faire ce soin, elle dit « préférer vous laisser faire » ;
- à 11 h 30, Anna a régurgité du lait digéré ;
- sa maman est inquiète par rapport à l'état de santé de sa fille, vous le transmettez à la puéricultrice, Aline ;
- les sécrétions naso-pharyngées d'Anna sont épaisses et jaunes ;
- Anna gazouille et sourit à sa maman.

➤ Question 4

En collaboration avec la puéricultrice, vous mettez en place un « dossier patient ». Quel est son contenu ?

➤ Question 5

Quelle est l'utilité du dossier de soins ?

➤ Question 6

Vous avez à réaliser les transmissions écrites narratives sur les deux feuilles ci-jointes du dossier que vous avez ouvert.

➤ Question 7

Les transmissions écrites ont des critères de qualité, citez-en 3.

➤ Question 8

Quelle est l'autre forme de transmission écrite que vous auriez pu utiliser ?

➤ Question 9

Comment pourrait-on nommer autrement la feuille intitulée « feuille d'exécution des soins de base » dans l'extrait du dossier de soins ci-joint ?

FEUILLE D'EXÉCUTION DES SOINS DE BASE

DATE										
SOINS D'HYGIÈNE ET DE CONFORT										
Toilette : enfant, parent, soignant										
Soins des yeux										
Soins de bouche										
Soins de nez										
Soins d'oreilles										
Soins de cordon										
Soins de siège										
Toilette génitale										
Capiluve										
Massage										
Installation										
ALIMENTATION										
0 *per os*										
Biberon										
Repas (mixé, normal)										
SOINS RELATIONNELS										
Recueil de données										
Relation d'aide										
enfant										
famille										
Accompagnement										
enfant										
famille										
SOINS ÉDUCATIONNELS										
Conseils										
enfant										
famille										
Information										
enfant										
famille										
Éducation										
enfant										
famille										
SOINS OCCUPATIONNELS										

Âge : .... Taille : ....

Poids : .... PC : ....

Allergies Non ☐ Oui ☐

Motif d'hospitalisation	**Diagnostic médical**

Date Signature	**Cibles**	**Données/Actions/Résultats**

➜ Corrigés

➤ Question 1

Les transmissions effectuées à la collègue concernant chaque enfant sont :

- ***Jules*** est souriant, il joue. Son papa le récupérera à 15 h 30 ;
- ***Solène*** présente un érythème fessier, elle n'a pas de perte d'appétit ;
- ***Jean*** était grognon ce matin, sa maman a signalé un fébricule à 38,1 °C, elle lui a donné un antipyrétique à 7 h 45. Il a pris la moitié de son biberon ;
- ***Alban*** a envie de faire de la peinture pour offrir son dessin à sa maman. Il a réclamé les toilettes, il a uriné et était très fier de lui ;
- ***Honorine*** est en période d'adaptation ce matin, elle arrive vers 9 h 30. C'est son 1er jour, elle sera accompagnée de ses parents.

➤ Question 2

La forme utilisée pour ces transmissions est orale.

➤ Question 3

Les autres formes de transmissions sont :

- écrites : elles permettent une traçabilité, une responsabilité, une réflexion et un gain de temps avec les diagrammes de soins ;
- orales : Elles sont effectuées immédiatement ou à la relève, leur intérêt est la rapidité, les informations sont sélectionnées de manière prioritaire, et elles permettent l'échange d'idées ou la recherche de solution à un problème donné.

➤ Question 4

Le dossier patient est un recueil de données et il contient des données :

- administratives,
- médicales ;
- paramédicales ;
- et socio-éducatives, avec l'autorisation de soins des parents.

➤ Question 5

L'utilité du dossier de soins est d'améliorer la qualité et l'organisation des soins. Il permet la traçabilité des actions effectuées, il est centré sur l'enfant.

➤ Question 6

Voir feuilles de transmissions et diagramme de soins ci-après.

FEUILLE D'EXÉCUTION DES SOINS DE BASE

DATE/heures	8 h	11 h 30						
SOINS D'HYGIÈNE ET DE CONFORT								
Toilette : enfant, parent, soignant	X							
Soins des yeux								
Soins de bouche								
Soins de nez	X							
Soins d'oreilles								
Soins de cordon								
Soins de siège	X							
Toilette génitale								
Capiluve								
Massage								
Installation								
ALIMENTATION								
0 *per os*								
Biberon	X	Régurgitations						
Repas (mixé, normal)								
SOINS RELATIONNELS								
Recueil de données								
Relation d'aide								
enfant								
famille								
Accompagnement								
enfant								
famille	X							
SOINS ÉDUCATIONNELS								
Conseils								
enfant								
famille	X							
Information								
enfant								
famille		X						
Éducation								
enfant								
famille	X							
SOINS OCCUPATIONNELS								

Il faut rajouter une ligne afin de noter les initiales de la professionnelle qui effectue les transmissions

Âge : 4 mois　　　　Taille : 62 cm
Poids : 5 870 g　　　　PC : 41 cm
Allergies : Non ☑ Oui ☐

<table>
<tr><td colspan="2">Motif d'hospitalisation

Toux, dyspnée, encombrement bronchique</td><td>Diagnostic médical</td></tr>
<tr><td>Date
Signature</td><td>Cibles</td><td>Données/Actions/Résultats</td></tr>
<tr><td rowspan="2">8 h 30

AP</td><td rowspan="2">Sécrétions nasales</td><td>D : Sécrétions nasales épaisses et jaunes, maman réticente pour effectuer les désinfections rhino-pharyngées, elle dit : « préférer nous laisser faire »</td></tr>
<tr><td>A : Soins expliqués et montrés à la maman, réinstallation d'Anna en proclive</td></tr>
<tr><td rowspan="2">11 h 30

AP</td><td rowspan="2">Régurgitations</td><td>D : Anna a régurgité du lait digéré, sa maman est inquiète de son état</td></tr>
<tr><td>A : Rassurer la maman, la toux entraîne souvent des régurgitations, puéricultrice prévenue</td></tr>
</table>

➤ Question 7

Les critères de qualité des transmissions écrites sont :

- la *précision* (elles doivent être argumentées et horodatées) ;
- l'*objectivité* (elles doivent être neutres, sans opinion de sentiment personnel) ;
- la *concision* (elles doivent être synthétiques, ne faire apparaître que l'essentiel) ;
- la *clarté* (elles doivent être écrites avec un vocabulaire compréhensible, clair et lisible par tous) ;
- *nominatives* (elles doivent être signées par la professionnelle qui les a retranscrites).

➤ Question 8

L'autre forme de transmissions écrites pouvant être utilisée dans ce cas concret sont les transmissions ciblées.

Les transmissions ciblées complètent l'observation faite lors du soin, elles sont ciblées sur le diagramme de soins et permettent de signaler quelque chose d'anormal ou de rapporter un fait important pour la prise en charge de l'enfant et de sa famille.

➤ Question 9

Cette feuille intitulée « feuille d'exécution des soins de base » s'appelle un diagramme de soins.
Un diagramme de soins représente le tableau de bord du suivi de la personne soignée, permet de consigner les activités de soins au niveau des différentes fonctions de l'infirmière.
C'est un tableau individuel, sur lequel sont programmés puis cochés lors de la réalisation, les soins pour chaque patient.

MODULE 8

Organisation du travail

MODULE 8

Conseils méthodologiques

Présentation de l'épreuve du module 8 : organisation du travail

Compétences

Organiser son travail dans une équipe pluriprofessionnelle.

Objectifs de formation

Au terme de cet enseignement, l'élève auxiliaire de puériculture doit être capable de :

- identifier son propre champ d'intervention en particulier au regard des compétences infirmières et des autres professionnels ;
- organiser sa propre activité au sein de l'équipe en tenant compte de la planification de l'ensemble des activités du service ;
- organiser et prioriser son activité pour répondre aux besoins d'un groupe de personnes ;
- utiliser les outils de planification du service pour organiser sa propre activité ;
- contribuer à l'élaboration des projets de soins et/ou des projets éducatifs.

Savoirs associés

SAVOIRS THÉORIQUES

L'enseignement dispensé dans les instituts de formation d'auxiliaire de puériculture aborde les points suivants :

- *les différentes professions de santé, professions sociales et éducatives et les limites de leur champ de compétences ;*
- *la définition de l'équipe de soins et les responsabilités de chaque acteur ;*
- *les notions d'organisation du travail et le droit du travail ;*
- *les outils de planification des soins ;*

– *la formation des pairs ;*
– *les règles d'organisation de l'activité dans une équipe de soins :*
  • la journée de travail : actions quotidiennes, à la semaine, au mois,
  • les rythmes de travail et leur utilité,
  • l'organisation du travail dans un groupe : quand, avec qui, pour quoi faire ;
– *la législation du travail ;*
– *les règles d'encadrement d'un stagiaire :*
  • objectifs de stage,
  • tutorat,
  • évaluation.

SAVOIRS PRATIQUES

L'élève auxiliaire de puériculture devra au terme des différents enseignements (théoriques et pratiques) savoir :

– *organiser son travail en fonction de la quantité des activités, des urgences et des priorités ;*
– *planifier son travail en fonction du travail des autres membres de l'équipe ;*
– *s'intégrer et se positionner au sein d'une équipe de soins ;*
– *encadrer des stagiaires ou des nouveaux collègues :*
  • projet d'encadrement,
  • tutorat,
  • évaluation ;
– *participer à des groupes de travail et contribuer à l'élaboration de projets.*

Le rôle et la participation de chaque membre de l'équipe de travail seront abordés.

Le résultat en termes de production d'un travail d'équipe est analysé et valorisé, les moyens pour y parvenir seront traités.

Évaluation

L'évaluation de ce module est une épreuve écrite, un cas concret présentant un contexte de travail.

Sa durée est d'une heure et la validation s'obtient avec une note égale ou supérieure à 10 sur 20.

Les critères de résultat attendu sont :

– la prise en compte par l'élève de l'activité des autres membres de l'équipe ;
– le positionnement de l'élève dans l'équipe de travail ;
– connaissance des limites de son champ d'intervention.

MODULE 8

Sujets d'entraînement

SUJET 1 Situation en service de pédiatrie

Vous êtes auxiliaire de puériculture en pédiatrie. Vous travaillez de 7 h à 14 h 45 en collaboration avec la puéricultrice. Une ASH et le cadre de santé sont également présents dans l'unité. Ce matin, vous accueillez une élève auxiliaire de puériculture.

Vous avec en charge un groupe d'enfants :

- *Manon*, 8 mois, hospitalisée pour bronchiolite ;
- *Tom*, 6 mois, hospitalisé pour hyperthermie ;
- *Flavie*, 10 mois, hospitalisée pour gastro-entérite.

Sachant que :

- *Manon* a de la kinésithérapie respiratoire à 9 heures, ses repas sont prévus vers 9 heures puis 13 heures ;
- *Tom* doit avoir un examen cytobactériologique des urines ce matin, ses repas sont prévus vers 8 heures et midi ;
- *Flavie* doit être pesée avant 10 heures pour la visite du pédiatre, ses repas sont prévus vers 8 heures et midi.

➤ Question 1

Organisez la planification des soins d'hygiène et de confort des enfants en collaboration avec la puéricultrice, en tenant compte des données ci-dessus et en précisant qui fait quoi (prendre en compte tous les soins d'hygiène, et de confort même ceux qui ne sont pas cités).

➤ Question 2

Expliquez le terme « en collaboration ».

➤ Question 3

La puéricultrice vous demande de préparer et d'administrer les médicaments pour Manon, Tom et Flavie. Que faites-vous ? (argumentez votre réponse).

➤ Question 4

Comment définissez-vous les différents métiers de puéricultrice, cadre de santé et ASH ? Donnez une définition de leur métier ainsi que de leurs fonctions.

➤ Question 5

Vous avez pu observer que l'équipe de soins fonctionne correctement. Quelles sont les règles de fonctionnement de l'équipe que vous connaissez ? (8 critères attendus)

➤ Question 6

Quels sont les moyens que vous mettez en place afin de réaliser un accueil de qualité auprès de l'élève auxiliaire de puériculture ? (4 critères attendus)

➤ Question 7

La structure dans laquelle vous faites votre stage est hospitalière. Quels sont les devoirs de l'agent salarié de la fonction publique hospitalière ?

➜ Corrigés

➤ Question 1

Horaires de travail 7 h - 14 h 45

Prénoms des enfants / Heures	Manon (8 mois)	Tom (6 mois)	Flavie (10 mois)
7 h	*Transmissions*	*Transmissions*	*Transmissions*
Vers 8 h		Bain + prise de paramètres (AP) puis biberon (AP) Pose collecteur à urines pour ECBU (PDE)	Bain + prise de paramètres (AP), pesée puis biberon (AP)
8 h 30		ECBU et retrait de la poche (PDE)	
9 h	Bain + prise de paramètres (AP), kinésithérapie respiratoire (kiné) puis biberon (AP)		
12 h		Biberon et change (AP)	Repas diversifié et change (AP)
13 h	Biberon et change (AP)		
14 h	Sieste	Sieste	Sieste
14 h 30	*Transmissions*	*Transmissions*	*transmissions*

➤ Remarques du formateur

– *pour Manon* : il est important au niveau de la planification des soins de tenir compte de l'heure de la kinésithérapie respiratoire, en effet il faudra planifier le biberon, soit bien avant 9 h (vers 7 h) ou après, afin d'éviter de provoquer des régurgitations voire des vomissements. De plus, à chaque biberon il faudra programmer des changes et prévoir de mettre l'enfant à la sieste. On voit bien ici l'importance de respecter et de connaître le travail de chaque membre de l'équipe, afin de planifier les soins ;
– *pour Tom :* la pose de collecteur externe stérile est un acte infirmier, il est important de connaître les limites de son champ de compétences afin de ne pas effectuer des actes ne relevant pas du rôle de l'auxiliaire de puériculture ;
– *pour Flavie* : il faut tenir compte de la prescription médicale : « pesée avant la visite du pédiatre ». Dans la planification doit apparaître *qui fait quoi* mais aussi mentionner les temps de transmission.

➤ Question 2

C'est l'association d'une infirmière ou puéricultrice et d'une auxiliaire de puériculture dans la réalisation d'actes de soins et dans la mise en œuvre de services pour répondre aux besoins des enfants pris en charge.

➤ Question 3

Vous refusez de les préparer. La préparation relève exclusivement de la compétence de l'infirmière. L'auxiliaire de puériculture a un rôle dans l'aide à la prise du médicament, vous pouvez donc participer à leur administration après préparation par la puéricultrice.

➤ Question 4

• *La puéricultrice :* la fonction de la puéricultrice est de contribuer à promouvoir, maintenir et restaurer la santé de l'enfant dans ses différents milieux de vie :
  – promouvoir une qualité d'accueil de l'enfant dès sa conception ;
  – promouvoir un milieu de vie adapté à ses besoins dans les différentes structures ;
  – contribuer au développement psychoaffectif, à la prévention et à la surveillance médico-sociale de l'enfant ;
  – promouvoir la qualité des soins, en matière de prévention, de maintien et de réparation de la santé d'enfants dans une équipe pluridisciplinaire (former, animer, organiser et gérer).

• *Le cadre de santé* :
  – il assure l'animation et la formation des équipes pluridisciplinaires qu'il encadre ainsi que la gestion des personnels, des matériels et des finances des unités où il intervient ;
  – il participe aussi à la réalisation des projets d'établissement et de services, à la mise en œuvre des programmes d'amélioration et d'évaluation de la qua-

lité des prestations offertes aux personnes prises en charge dans ces structures ;

– il peut intervenir comme formateur ou même directeur dans un institut de formation des praticiens paramédicaux.

• *L'ASH* (agent de service hospitalier) :

– la principale fonction de l'agent de service hospitalier concerne l'hygiène des locaux ;

– il a en charge le nettoyage des chambres des malades, des accès intérieurs et suivant le service dans lequel il opère, des salles d'opération ou des véhicules sanitaires ;

– il peut également être amené à faire les lits et changer les draps ;

– il participe également à la distribution des repas aux malades et débarrasse la vaisselle en fin de repas.

➤ Question 5

Les règles de fonctionnement d'une équipe pluridisciplinaire sont :

– l'adhésion et participation à un projet commun ;
– le respect de chacun ;
– les valeurs partagées ;
– les responsabilités assurées ;
– les compétences reconnues ;
– le travail en collaboration ;
– le langage professionnel ;
– la communication fonctionnelle.

➤ Question 6

La mise en place d'un accueil de qualité auprès d'un élève auxiliaire de puériculture consiste à :

– ne pas laisser seul l'élève ;
– organiser une visite de la structure ;
– lui indiquer le travail de la journée ;
– lui présenter les autres membres de l'équipe et lui décrire leurs fonctions ;
– lui communiquer des consignes précises sur les attentes du service (actions, transmissions).

➤ Question 7

Les devoirs de l'agent salarié de la fonction publique hospitalière sont :

– le respect du secret professionnel ;
– la discrétion professionnelle ;
– l'exécution du travail ;
– le non-cumul des fonctions.

SUJET 2 Situation en structure multi-accueil

Vous travaillez en tant qu'auxiliaire de puériculture dans une structure multi-accueil, vos horaires de travail sont de 7 h 30 à 14 heures.

La journée des enfants est rythmée par des horaires fixes :

- 9 h 30 une collation ;
- 11 h 30 le déjeuner ;
- 16 h le goûter.

En collaboration avec l'éducatrice de jeunes enfants qui prévoit une activité psychomotrice après la collation du matin, vous vous occupez de 3 enfants :

- *Mathias,* âgé de 20 mois, en cours d'acquisition de la propreté, est accueilli à la crèche de 8 h 45 à 17 h ;
- *Thomas,* 3 mois, fréquente la crèche de 8 h à 16 h 30, son prochain biberon est prévu vers 11 h, il fait une sieste le matin et l'après-midi. Au lever de sieste, à 10 h 30, vous constatez qu'il présente des signes d'hyperthermie, sa température corporelle est de 38 °C ;
- *Clara,* 9 mois, vient à la crèche de 7 h 45 à 17 h 30, elle fait une sieste l'après-midi vers 13 h. Aujourd'hui, sa maman viendra la chercher à 10 h pour se rendre chez le pédiatre, elle sera de retour dans la structure vers 11 h 30.

➤ Question 1

Organisez sous forme de tableau la planification de vos actions concernant les 3 enfants ci-dessus.

Faites apparaître les actions des autres professionnels.

➤ Question 2

Complétez la phrase ci-dessous :

L'auxiliaire de puériculture travaille en .... et sous la .... de l'infirmière ou puéricultrice dans le cadre du .... de celle-ci.

➤ Question 3

Donnez une définition de la planification de soin et son intérêt.

➤ Question 4

Citez les catégories de soins qui figurent sur une planification de soins.

➤ Question 5

À quoi la planification ne se substitue-t-elle pas ?

➜ Corrigés

➤ Question 1

9 h 30 : Collation
11 h 30 : Repas

Horaires	7 h 30	8 h	9 h	10 h	11 h	12 h	13 h	14 h
Mathias		8 h 45 Accueil + jeux libres	9 h 30 Collation + proposer le pot	Activité psychomotrice avec l'EJE	Lavage des mains avant le repas de 11 h 30	Lavage des mains et proposer le pot + activité calme	Mise à la sieste	Transmissions écrites sur le cahier de chaque enfant + transmissions orales aux collègues
Thomas		8 h Accueil	Mise à la sieste	10 h 30 Prise de température + change + découvrir l'enfant	Biberon		Change + prise de température + mise à la sieste	
Clara	7 h 45 Accueil	Installation sur le tapis d'éveil	9 h 45 Change avant son départ	10 h Départ			Change + mise à la sieste	

➤ Remarques du formateur

Pour cette planification, il est important qu'apparaissent les temps de change, de mise au pot, une surveillance de la température pour *Thomas*, prévoir des activités en fonction de l'âge des enfants et en respectant leur rythme de sommeil.

➤ Question 2

L'auxiliaire de puériculture travaille en *collaboration* et sous la *responsabilité* de l'infirmière ou puéricultrice dans le cadre du *rôle propre* de celle-ci.

➤ Question 3

La planification de soins est un outil prévisionnel permettant l'organisation du travail.

Les intérêts d'une planification sont de :

– prioriser les soins ;
– prévoir les soins ;

- visualiser l'ensemble des soins ;
- répartir les soins par catégorie professionnelle ;
- assurer la continuité des soins.

➤ Question 4

Les catégories de soins qui sont sur une planification de soins sont les soins :
- de confort ;
- d'hygiène ;
- d'action éducative ;
- d'actes de vie courante ;
- prescrits par le médecin ;
- de surveillance ;
- et quelques soins particuliers, comme par exemple le départ au bloc, ou pour un examen...

➤ Question 5

La planification ne se substitue pas à :
- la prescription médicale ;
- aux transmissions.

SUJET 3 Situation en service de maternité

Vous êtes auxiliaire de puériculture dans un service de maternité et vous travaillez ce jour de 7 h à 14 h.

Vous collaborez à la prise en charge de 4 enfants avec la puéricultrice ; les consignes données à la relève sont les suivantes :

– *Émilie* est née hier soir par voie basse, c'est un premier bébé et elle tète des biberons de *Guigoz* 1er âge toutes les 3 h, le dernier biberon a été donné à 5 h cette nuit ;
– *Arthur* est à J2 et présente ce jour un ictère physiologique pour lequel il a été demandé une mise sous photothérapie intensive pendant 4 h. Il est en allaitement maternel et actuellement c'est le moment de sa têtée ; sa maman a vu hier la réalisation du bain ;
– *Martin et Paul* sont jumeaux, à J3, aujourd'hui sont prévus les tests de dépistage, la maman les allaite tous les deux, l'un après l'autre, et souhaite réaliser le bain pour l'un d'entre eux.

➤ Question 1

Établissez sous forme de tableau la planification des soins pour ces quatre enfants, en faisant apparaître les différents acteurs de soins.

➤ Question 2

Parmi les soins cités ci-dessous, reportez sur votre copie la lettre correspondant à ceux relevant du champ de votre compétence d'auxiliaire de puériculture :

a) Dépistage des risques de maltraitance chez un enfant.

b) Administration de médicaments par voie parentérale.

c) Surveillance de l'élimination intestinale et urinaire.

d) Pose de sonde à demeure chez un adolescent.

e) Prise des principaux paramètres : pouls, température, tension artérielle, poids.

f) Prévention d'escarre.

g) Premier levé d'un opéré.

h) Administration d'un aérosol non médicamenteux.

i) Surveillance d'un nouveau-né placé en incubateur.

j) Mise en route d'une photothérapie.

k) Administration de l'alimentation par sonde.

l) Remplacement d'un flacon de perfusion.

➤ Question 3

Quelles sont les précautions à prendre pour confier des soins à une élève auxiliaire de puériculture.

→ Corrigés

➤ Question 1

Horaires	7 h		8 h	9 h	10 h	11 h	12 h	13 h	14 h
Émilie J1	TRANSMISSIONS	Toilette par **AP**	Biberon Réfection du lit Hygiène Environnementale **AP**			Biberon + change			Biberon + change
Arthur J2		Mise au sein	Accompagnement à la toilette **Puéricultrice**	Installation en photothérapie par la **puéricultrice**	Mise au sein à la demande Surveillance du bébé en photothérapie par la **puéricultrice**			Arrêt photothérapie **Puéricultrice**	
Martin J3			Mise au sein	Toilette faite par la maman		Test de dépistage Fait par la **puéricultrice + AP**	Mise au sein en alternance Aide et surveillance par **l'AP**		
Paul J3		Mise au sein	Toilette montrée à la maman + réfection du lit **AP**						

➤ Remarques du formateur

Il est important de tenir compte de la présence des mamans et de les accompagner dans les actes de la vie quotidienne auprès de leur enfant, en respectant le champ de compétence de chaque professionnelle.

➤ Question 2

a) c) e) f) h) i)

Ces actes sont ceux que l'auxiliaire de puériculture peut réaliser, pour les autres il s'agit d'actes relevant du rôle propre de l'infirmière et donc qui relève de la responsabilité de l'infirmière.

➤ Question 3

Les précautions à prendre avant de confier des soins à une élève auxiliaire de puériculture sont :

- s'assurer que les soins relèvent de son champ de compétences ;
- s'assurer qu'elle ait déjà pratiqué ces soins ;
- rester disponible et à son écoute ;
- s'assurer que l'élève fasse des transmissions.

SUJET 4 Situation en service de pédiatrie

Vous êtes auxiliaire de puériculture dans un service de pédiatrie de l'hôpital Y. Vous prenez votre service à 7 h et terminez votre service à 14 h.

L'équipe médicale et paramédicale avec laquelle vous travaillez ce jour se compose d'un chef de service, un interne, un kinésithérapeute, une cadre puéricultrice, une diététicienne, une psychomotricienne, 2 puéricultrices, 3 auxiliaires de puériculture, 2 ASH et une élève AP.

Dans le service, on utilise une planification des soins pour la prise en charge des enfants.

➤ Question 1

Citez les missions :

– du kinésithérapeute ;

– de la diététicienne ;

– de la psychomotricienne.

➤ Question 2

a. *Expliquez brièvement l'intérêt de l'utilisation de la planification pour la prise en charge des soins aux patients effectués par les AP.*

b. *Citez les trois principales catégories de soins présentes sur la planification.*

En raison de la sectorisation du service, vous devez prendre en charge 4 enfants ce matin avec la puéricultrice et l'élève auxiliaire de puériculture :

• **Louis, 12 ans**

Il a été victime d'un accident de la voie publique il y a 8 jours.

Il a eu une fracture du tibia droit ouverte et des 2 os de l'avant-bras simple à droite. La fracture du tibia a été réduite le jour même de l'accident.

À ce jour il a un plâtre au bras droit, un pansement sur la plaie de la jambe gauche ainsi qu'une attelle plâtrée de contention.

Il est gêné dans sa mobilité.

La toilette est faite au lavabo avec aide, il n'a pas de régime particulier.

• **Mathieu, 6 ans**

Il est hospitalisé depuis hier matin pour syndrome infectieux.

Il a une perfusion de glucosé au bras droit, le changement est prévu à 12 h.

Il présente une forte fièvre, des frissons, des sueurs, une toux sèche ; le pédiatre qui l'a vu hier a diagnostiqué une pneumopathie et a prescrit des antibiotiques intraveineux 3 fois par 24 h ; la prochaine injection est à 11 h.

Le kinésithérapeute viendra dans la matinée pour la kiné respiratoire.

La maman est présente pour les soins, mais a besoin d'aide pour la toilette de Mathieu.

- **Lola, 7 ans**

Elle est entrée dans le service hier soir pour rhume de hanche bilatéral (synovite aiguë transitoire avec boiterie).

Elle est installée en traction en décubitus dorsal (poids 500 g).

Elle a eu une nuit agitée, a peu dormi. La maman est présente, a besoin d'aide ce matin pour la toilette et le confort de Lola. À 6 h, elle présentait un fébricule, se plaignait car les bandages la serraient. La kinésithérapeute doit venir ce matin, après la toilette, refaire la contention de la traction.

- **Louise, 11 ans**

Elle a été admise hier après-midi pour syndrome abdominal.

Les différents examens pratiqués ont révélé un syndrome appendiculaire.

Elle ira au bloc à 11 h. Ce matin vous devez la préparer en vue de l'intervention (douche préopératoire, blouse…).

La puéricultrice s'occupera du dossier, de la prémédication, de la perfusion.

Louise est à jeun depuis minuit ; ce matin elle a 38 °C et doit avoir du paracétamol à 8 h en intraveineux.

PLANIFICATION DES SOINS

	7 h	8 h	9 h	10 h	11 h	12 h	13 h	14 h
Louis Chambre 1	**AP** – T° – installation petit-déj			**AP** – Toilette au lavabo + réfection du lit		**AP** Aide au repas		
	← Surveillance de la douleur →							
Mathieu Chambre 2	**AP** – T° – installation petit-déj	**AP** – Toilette au lit avec la maman + réfection du lit		**Kiné** – kiné respiratoire	**PDE** injection	**PDE** Changement perfusion **AP** Installation repas avec la maman		
	← Surveillance de la douleur et de la perfusion →							
Lola Chambre 3	**AP** – T° – installation petit-déj	**AP** – Toilette au lit avec la maman + réfection du lit		**Kiné** – Kinésithérapie		**AP** Installation repas avec la maman		
	← Surveillance de la douleur →							

	7 h	8 h	9 h	10 h	11 h	12 h	13 h	14 h
Louise Chambre 4	**AP** À jeun – T°		**AP** Douche préopératoire et prépa au bloc	**PDE** Prémédication et pose de perfusion				

➤ Question 3

Notez par ordre chronologique les actions que vous envisagez de réaliser en priorité et pourquoi.

➤ Question 4

Parmi les soins suivants relevez 4 soins ne faisant pas partie du champ de compétences de l'AP :

– toilette au lit ;

– soins de bouche médicamenteux ;

– évaluation de la douleur ;

– administration d'un traitement injectable ;

– pansement d'un cathéter périphérique ;

– prise de constantes ;

– mise en place d'une oxygénothérapie ;

– premier lever.

➤ Question 5

Vous encadrez l'élève auxiliaire de puériculture depuis le premier jour. Présentez en 10 lignes votre conception de l'encadrement d'une élève AP.

➜ Corrigés

➤ Question 1

Les missions des personnels sont les suivantes :

– le *kinésithérapeute* a pour mission de prévenir l'altération des capacités fonctionnelles, de les rétablir lorsqu'elles sont altérées ;

– le *diététicien* veille à la qualité et à l'équilibre de l'alimentation des personnes hospitalisées, il est responsable des régimes prescrits par le médecin, il assure une mission d'éducation, de prévention et de formation en matière d'hygiène alimentaire auprès des patients et de leur famille ;
– le *psychomotricien* assure le traitement des troubles corporels et moteurs d'origine psychologique, il intervient sur prescription médicale.

➤ Question 2

a. La planification de soins est un outil de travail permettant de regrouper l'ensemble des soins destinés à la personne soignée.
Elle permet aux AP :
– de relever les soins relevant de leur compétence, de prioriser les soins pour une meilleure prise en charge d'un enfant ou d'un groupe d'enfants ;
– de repérer la répartition de l'activité au cours de la journée ;
– de contrôler, réajuster l'activité, assurer la continuité des soins, ajuster les soins à l'imprévu ;
– de prévoir les soins.
b. Il y a trois catégories de soins :
– les soins hygiène et de confort ;
– les soins liés à l'alimentation ;
– les soins relationnels.

➤ Question 3

À 7 h, je vais prendre la température de Louise car elle doit subir une intervention ce matin, je vérifie qu'on ne lui serve pas de petit-déjeuner, car elle est à jeun.
Ensuite, je prends la température de Lola car elle ne présente pas de risque infectieux et je prends en compte le fait qu'elle s'est plainte de bandages trop serrés (signalement fait).
Je poursuis par Louis, après la prise de température, je l'installe pour le petit-déjeuner.
Je réalise les mêmes soins auprès de Mathieu (je termine par lui, car il présente une infection).
À 8 h, j'aide la maman de Lola à laver son enfant et refais son lit pour qu'elle puisse se reposer (elle n'a pas beaucoup dormi cette nuit) avant la venue du kinésithérapeute.
Puis je prends en charge la toilette au lit de Mathieu aidée de sa maman et j'effectue la réfection de son lit.
À 9 h, je réalise la douche préopératoire de Louise et la prépare pour le bloc.
À 10 h, j'effectue la toilette de Louis qui demande plus de temps (Louis étant gêné dans sa mobilité : il porte un plâtre, une attelle de contention...) et je fais son lit.
À 12 h, j'installe en premier Lola pour le repas car sa maman peut l'aider, puis Mathieu dont la maman est également présente et je termine par Louis que j'aide car il est seul.

Je participe activement durant mon service à la surveillance et au signalement de la douleur pour : Louis, Mathieu et Lola. Je contrôle également la perfusion de Mathieu.

➤ Question 4

Les 4 soins ne faisant pas partie des compétences de l'AP sont :
- le soin de bouche médicamenteux ;
- l'administration d'un traitement injectable ;
- le pansement de cathéter ;
- l'oxygénothérapie.

Tous ces actes ont été prescrits par le pédiatre, ils font partie du rôle propre infirmier.

➤ Question 5

L'encadrement d'une élève AP doit lui permettre de :
- *se repérer dans l'espace*. Il est important de lui faire visiter les locaux, de lui présenter le livret d'accueil, de lui indiquer où se trouvent les documents (les classeurs, les protocoles, les dossiers de soins) ;
- *se repérer dans le temps*. Lui présenter son planning, ses horaires de stage, lui expliquer les procédures en cas de retard, de maladie. L'informer sur le déroulement d'une journée, sur la prise en charge d'un patient, sur la vie du service : temps de pause, repas ;
- *d'être intégrée au sein de l'équipe*. Lui présenter le personnel, la personne référente des stagiaires qui la guidera.

Remarques du formateur : beaucoup de questions sur le même thème reviennent souvent sous forme différente, il est important de prendre du temps pour la lecture des questions avant d'y répondre car de la formulation de la question dépend la réponse.
Par exemple, si on vous demande de citer, il n'y a pas d'explication à fournir, par contre si on vous demande de justifier, d'expliquer… il faudra écrire quelques lignes pour argumenter votre choix ou réponse.

470770 - (I) - 4 - OSB100° - NOR

Elsevier Masson SAS
62, rue Camille-Desmoulins
92442 Issy-les-Moulineaux Cedex
Dépôt légal : novembre 2009

Normandie Roto Impression s.a.s.
Zone industrielle de Montperthuis
61250 Lonrai
N° d'impression : 093669

Imprimé en France